爱健康 | 爱生活

凤凰含章
Phoenix-HanZhang

排毒养瘦
这样吃就对了

生活新实用编辑部　编著

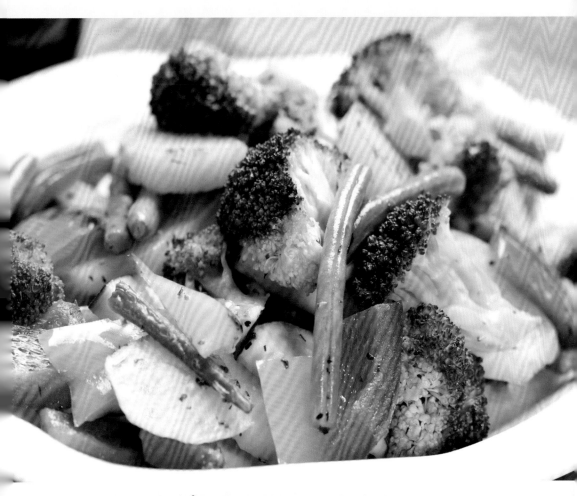

江苏凤凰科学技术出版社·南京

图书在版编目（CIP）数据

排毒养瘦这样吃就对了 / 生活新实用编辑部编著
. —南京：江苏凤凰科学技术出版社，2024.2
（含章. 食在好健康系列）
ISBN 978-7-5713-3718-6

Ⅰ. ①排…　Ⅱ. ①生…　Ⅲ. ①毒物 – 排泄 – 食物疗法
②减肥 – 食物疗法　Ⅳ. ①R247.1

中国国家版本馆CIP数据核字（2023）第159646号

含章·食在好健康系列

排毒养瘦这样吃就对了

编　　　著	生活新实用编辑部
责 任 编 辑	汤景清
责 任 校 对	仲　敏
责 任 监 制	方　晨

出 版 发 行	江苏凤凰科学技术出版社
出版社地址	南京市湖南路 1 号 A 楼，邮编：210009
出版社网址	http://www.pspress.cn
印　　　刷	天津丰富彩艺印刷有限公司

开　　　本	718 mm × 1 000 mm　1/16
印　　　张	15.5
插　　　页	4
字　　　数	340 000
版　　　次	2024年2月第1版
印　　　次	2024年2月第1次印刷

标 准 书 号	ISBN 978-7-5713-3718-6
定　　　价	56.00元

图书如有印装质量问题，可随时向我社印务部调换。

做好生活排毒，美丽健康相随

所谓排毒，是指将身体里的毒素排出体外。这些毒素如果长时间停留在体内，就会给我们的身体带来很大负担，给健康造成不利影响。那么，身体里的毒素是怎么来的呢？

首先是食物消化、吸收后产生的代谢废物，它们滞留在体内就会产生毒素。如新陈代谢中产生的代谢废弃物，肠道里的宿便及糖、蛋白质等代谢紊乱后产生的毒素。

其次是我们从环境中吸收的各种

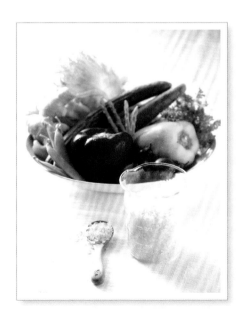

污染物，如大气污染、汽车尾气、工业废气、化学药品等产生的毒、副作用及一些容易致病的微生物等。

这些毒素如果在体内堆积，长时间排不出去，对身体会造成什么影响呢？

我们都知道，肝、肾、肠道及皮肤是人体重要的排毒器官。体内的毒素经肝脏的一系列化学反应后，可以变成无毒或低毒的物质。肾脏则能过滤血液中的毒素，并通过尿液将其排出体外。肠道则通过排便来排出体内的废弃物。皮肤是通过出汗的方式来排毒。

当我们的排毒器官因为各种原因不能及时排出毒素时，逐渐累积的毒素就会给我们的身体带来很大的负担，如胀气、打嗝等，令人非常难受；还可能会引起便秘，进一步加剧体内毒素的累积，甚至引起胃肠发炎；未被及时排出的毒素还可能黏附在血管内，阻碍血液流动，血管则慢慢地变硬、变厚，给心脏带来很大负担，甚至引起心脏病、高血压或脑卒中等严重后果。

及时排出体内毒素，才能呵护肝、肾、肠道、皮肤等排毒器官的健康，避免毒素在体内的堆积，能在很大程度上避免肥胖，再结合恰当的饮食，最终令我们的身体健康而有活力。

本书从健康排毒的角度出发，为读者们介绍了10余个排毒瘦身的常识，以问答的形式呈现，方便读者理解。本书还整理出13类有着排毒瘦身良好功效的食材，并由专业的医师和营养师进行了审订，同时提供具有排毒瘦身效果的健康食谱，读者可轻松选择适合自己的食材与食谱，吃出健康与美丽！

祝愿本书的每一位读者都能在兼顾健康的同时，享受到美食带来的惬意与快乐，吃对吃好，与美相随！

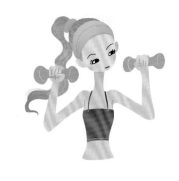

如何使用本书

因为环境的变化以及生活习惯的改变，外界的毒素和人体自身产生的代谢废物在人体内迅速累积，加上对营养素的摄取不均衡，很多人也忽略了排毒的重要性，导致各种疾病接踵而至，危害人体健康。本书整理13类排毒养瘦好食材，并由医师和营养师进行专业审订，提供具有排毒和瘦身效果的健康食谱，让你健康吃，轻松瘦，排毒快！

❶ 排毒养瘦食材介绍
包括食材图片、别名、性味、排毒有效成分、营养成分及食疗功效等。

❷ 为什么能排毒养瘦
详述该食材排毒养瘦的有效成分及原理。

❸ 主要营养成分
简述该食材的主要营养成分及功效。

❹ 食疗效果
对该食材所含成分的主要食疗功效加以说明。

❺ 食用方法
介绍该食材的挑选技巧、常见料理方法等。

❻ 饮食宜忌
提醒读者该食材的特性，以及食用时的一些注意事项。

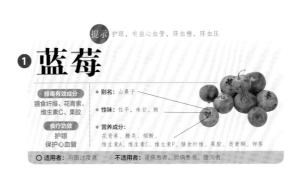

提示 护眼，有益心血管，降血糖，降血压

❶ 蓝莓

排毒有效成分	别名: 山桑子
膳食纤维、花青素、维生素C、果胶	性味: 性平，味甘、酸
食疗功效	营养成分:
护眼 保护心血管	花青素、糖类、烟酸、维生素A、维生素C、维生素P、膳食纤维、果胶、类黄酮、钾等

○ 适用者: 用眼过度者 ✕ 不适用者: 肾病患者、胆病患者、腹泻者

❷ 蓝莓为什么能排毒养瘦

1 蓝莓能降低胆固醇，并防止胆固醇沉积于血管壁内，还能软化血管，进而预防心血管疾病。

2 蓝莓中的膳食纤维、果胶，能刺激胃肠蠕动，有助于顺畅排便。

3 蓝莓含维生素C、钾，能保护肝脏；另外，钾也有益于保护肾功能。这两种营养素能增强肝、肾的排毒功能。

❸ 蓝莓主要营养成分

1 蓝莓中的花青素除了可抗氧化，更重要的是有护眼能力。

2 蓝莓含的膳食纤维、果胶、维生素A、维生素C，都是有助排毒、抗氧化的营养素。

❹ 蓝莓食疗效果

1 蓝莓中的果胶、维生素，有助降血压，预防心血管疾病。

2 蓝莓含有花青素、类黄酮等多种抗氧化物质，能帮助人体抗老化、增强记忆力、预防阿尔茨海默病。

3 蓝莓的花青素能护眼，消除眼睛疲劳，促进眼睛血液循环。

4 蓝莓内有一种叫紫檀芪的物质，能降低结肠癌的发生概率。

❺ 蓝莓保存、食用方法

1 市面上能买到新鲜蓝莓，洗净即可食用，保存时要注意保持干燥。

2 除直接吃新鲜的蓝莓外，因蓝莓的口感香甜，还能制成果冻、果酱等，味道十分可口。

❻ 蓝莓饮食宜忌

1 新鲜蓝莓含糖量高，减肥者宜注意。市售蓝莓制品，有些已先加糖，适合减肥者食用。

2 由于蓝莓能降血压、降血脂，若本身正在服用降压药、抗凝血药或糖尿病患者，应尽量避免大量食用蓝莓。尤其是蓝莓健康食品，多采用高剂量蓝莓浓缩制成，以上人群食用前宜先向医生咨询，以免发生不良反应。

32

❼ **食谱制作所需材料及做法**
　　介绍该食谱的材料及制作方法。

❽ **排毒养瘦功效**
　　解析该食谱的营养价值和排毒效果。

莓果雪泥

❼ **清除自由基＋延缓衰老**

■ **材料：**
蓝莓50克，覆盆子汁1/2杯，蓝莓汁1杯

■ **做法：**
❶ 蓝莓洗净，和蓝莓汁倒入果汁机中打匀。
❷ 倒入模具内，放进冰箱冷冻。
❸ 取出，放进果汁机中，加覆盆子汁搅打至冰沙状。可以洗净的薄荷叶和适量蓝莓装饰。

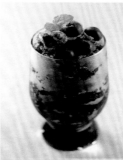

排毒养瘦功效
　　蓝莓与覆盆子含有丰富的花青素、类黄酮等多种抗氧化物质，除了能预防自由基带来的伤
❽ 害，还可抗老化，增强记忆力。

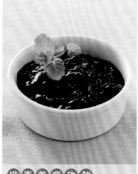

蓝莓果酱

降低胆固醇＋抗氧化

■ **材料：**
新鲜蓝莓2400克，柠檬汁120毫升

■ **调味料：**
白糖1000克

■ **做法：**
❶ 蓝莓洗净后，去掉蒂头备用。
❷ 将蓝莓和白糖放入锅中，以小火边搅拌边煮，注意不要烧焦。
❸ 煮至果酱变黏稠后即可熄火，加入柠檬汁拌匀，放凉即可。可以洗净的薄荷叶装饰。
❹ 可将果酱涂在吐司上食用。

排毒养瘦功效
　　蓝莓含有膳食纤维、果胶、维生素A、维生素C等，都是有助排毒、抗氧化的营养素，膳食纤维与果胶也能增加饱腹感。

33

*本书食谱单位换算：1杯（固体）≈250克　　1杯（液体）≈250毫升
　　　　　　　　　　 1大匙（固体）≈15克　　1大匙（液体）≈15毫升
　　　　　　　　　　 1小匙（固体）≈5克　　 1小匙（液体）≈5毫升

目 录

风味辛香类

五谷杂粮类

坚果种子类

营养奶蛋类

第 三 章　对症调理，健康常伴

一定要知道的排毒瘦身常识

我过胖了吗

BMI、体脂率、腰围，是判断肥胖与否的指标

判断过胖与否的三个客观指标

多数现代人恨不得"除脂肪而后快"，但脂肪是人体必需的物质。

体内有多少脂肪算是健康呢？可由三个客观的指标来辨别：身体质量指数（BMI）值、体脂率与腰围。通过这三个指标，能大概判断脂肪的多寡跟分布情况。

BMI值＝体重（千克）÷[身高（米）]^2

BMI的计算式是：体重（千克）除以身高（米）的平方。根据世界卫生组织（WHO）定下的标准，BMI值在18.5（含）～23.9属于正常；24（含）～26.9属于过重；27（含）以上属于肥胖；若不足18.5则属于过轻。

体脂率

体脂率是指体内脂肪占身体重量的比例，可用体脂计测量。一般说来，女性体脂率30%以上、男性体脂率25%以上算是肥胖。

腰围

腰围是判断肥胖与否的指标之一。量腰围能帮助判断内脏脂肪的多寡，根据代谢综合征（以高血压、高血脂、高血糖等表现常见）的判断标准，男性腰围90厘米、女性腰围80厘米以上，是患代谢综合征类疾病的高危险人群。

分析这三个数值，就能大致了解体脂肪的多寡，知道自己是不是该减肥了。

判断肥胖与否的3种方法

❶ 计算BMI值

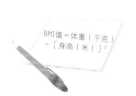

BMI值＝体重（千克）÷[身高（米）]^2

❷ 测体脂率

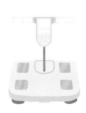

❸ 量腰围

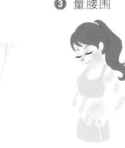

过胖会生病吗

脂肪过多，易引发致命疾病

脂肪过量就是"毒"

脂肪，是提供人体热量与形成某些激素所不可或缺的物质。适量的脂肪摄入能提供热量、美化人体曲线，帮助人体器官顺畅运作；但过量的脂肪摄入，却是健康的"隐形杀手"。

血液中的脂肪对人体的杀伤力最强，血脂过高容易引起动脉硬化。动脉硬化是因血液中的脂肪过多，使血液变得黏稠、流动性不佳；氧化后的脂肪沉积在血管壁上，会使原本柔软、有弹性的血管，变得越来越僵硬、脆弱，最终导致动脉硬化。

动脉硬化容易使高血压、糖尿病进一步恶化。血脂指数的高低，对健康的影响力比皮下脂肪、内脏脂肪要大。在血管内，可能埋藏着致命的危机，不容轻视。

囤积在身体其他部位的脂肪，也容易与自由基发生氧化作用，形成过氧化脂质等毒素。过量的脂肪本身也会分泌毒素，易引发过敏等问题，对人体有害。

脂肪过量引发的疾病

以BMI值判定，超过特定数值者，就算是肥胖，需要接受专业的医疗咨询与治疗。与肥胖相关的疾病相当多，包括糖尿病、高血压、高尿酸血症、痛风、心绞痛、心肌梗死、睡眠呼吸暂停综合征、脂肪肝、胆结石、不孕症等。脂肪也和许多癌症有关，如乳腺癌、大肠癌、胰腺癌、胆囊癌。其中以血脂过高所引起的疾病最常见，也最容易被忽视。大家在日常生活中，如能借助饮食、运动进行排毒，就可预防高血脂的问题。

血管硬化示意图

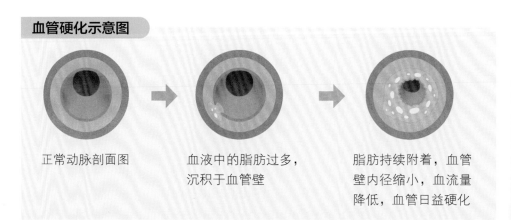

正常动脉剖面图　　血液中的脂肪过多，沉积于血管壁　　脂肪持续附着，血管壁内径缩小，血流量降低，血管日益硬化

为什么总是复胖

减肥太着急，易复胖，又伤身

节食是错误的减肥方法

人会肥胖，大部分是因为吃太多、摄取热量过多，所以想减肥的人会认为只要少吃点，就能达到减轻体重的目的。不知道正确饮食控制方法的人，通常就会采取限制食量，短期内只吃蔬果或只吃单一性食物甚至拒吃淀粉类食物的节食法。

但结果往往事与愿违，严格控制食量后，虽然体重减轻了，但是健康水平下降，体质变差；而且一旦多吃一些，体重则会反弹。这种经历真令人沮丧，也让辛苦节食的人认为自己是"连喝水也会胖"的体质，但真是这样吗？

基础代谢率下降，更难减重

节食减肥法严格控制食物摄取，虽然收效很快，但也极易复胖，因为此方法很难坚持，且可能造成人体营养失调。

不当节食可能在短期内收到成效，是因为这种方式摄取的热量相当低，逼迫身体消耗体内囤积的脂肪，所以很快能使体重下降。

但为什么非常容易复胖？因为人体存在能量补偿机制，当我们减少能量摄入时，人体的能量消耗如基础代谢率可能会下降。这种人体在进化中形成的"适应"效应会阻碍节食减肥。

所以，当恢复正常饮食后，只要有多余的热量，就容易囤积在体内，以补偿之前的消耗。因此，经过多次节食，就容易让人误以为自己的体质是"吃什么都会胖"的。

改变饮食习惯，减肥事半功倍

① 多吃高纤蔬果，少吃高油脂食物或甜食；
② 进食时，细嚼慢咽；
③ 摄取充足水分；
④ 每天都吃早餐；
⑤ 每餐吃七分饱；
⑥ 禁吃夜宵。

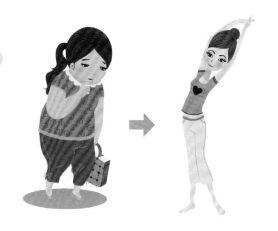

减肥不摄取脂肪正确吗

不是不吃，是要吃得少、吃得好

减肥时不摄取脂肪，能瘦得更快吗？完全不摄取脂肪是不健康的。杜绝脂肪，会影响体内某些器官的运作，所以不能完全不摄取脂肪。

减重者的脂肪好选择：植物油

植物油多含不饱和脂肪酸，能增加高密度胆固醇含量，又不会增加甘油三酯含量，减肥期间可适量摄取；而动物油含较多饱和脂肪酸，会增加甘油三酯含量，易造成肥胖，应限制摄取量。

因此，减肥时也应该摄取脂肪，原则是别吃太多，且要吃"好"脂肪。较好的方式是，少吃动物性脂肪，多吃植物性油脂。建议摄取的植物性油脂包括：橄榄油、大豆油、芝麻油、花生油等；而动物性脂肪则有牛油、猪油等。

此外，人造奶油、酥油制作的食品中，皆含植物性氢化油（反式脂肪）。它是将植物油经氢化作用产生的，使其更能耐高温、不易变质，吃太多会增加罹患心血管疾病的风险。

只吃蔬果或素食就能瘦吗

只吃蔬果营养不均衡，素食不一定热量低

短时间只吃蔬果容易瘦，是因为蔬果的热量比肉类、油脂低很多；但若长期只吃蔬果，会发生营养不均衡的问题；虽然蔬果中的矿物质、维生素含量高，但脂肪、蛋白质含量很低；吃蔬果虽然能促进代谢，但长期偏食可能使人体某些器官功能失调。

另外，某些水果的果糖含量高，果糖转换成脂肪的速度很快，吃多了会摄取过多的热量，也可能造成脂肪堆积。

吃素未必能瘦

许多素食者担心营养摄入不够，所以每餐会多吃一点，反而易造成超重。

烹调素食时，为了增加口感，通常会添加较多调味料，反而增加了热量。因此，素食时需特别留意，以免摄取过多热量。

吃素食时，应尽量选择天然食材，并注意摄取的总热量和营养成分，才有助于控制体重，维持健康。

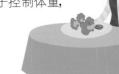

怎样吃才能不复胖

培养良好饮食习惯，不用挨饿就能瘦

常听到"某个人很瘦，食量却很大"的话，真是令人羡慕。想要瘦，未必要忍饥挨饿，你也可以"边吃边瘦"。

要减肥，最重要的是建立良好的饮食习惯，培养代谢良好的体质，不过度节食。什么样的饮食习惯，才不易令人复胖呢？

多吃低热量、易饱腹的食物

热量低又令人有饱腹感的食物，包括各种蔬菜、水果、杂粮类等。其中，以蔬菜在日常生活中最易获得，瘦身效果最好。

上述食物的共同点是：含有丰富的膳食纤维。膳食纤维对减肥者来说，是相当优质的营养素，容易令人有饱腹感，又能促肠蠕动、避免脂肪囤积。

膳食纤维是减肥好帮手

膳食纤维分成水溶性与非水溶性两种，都能帮助排便。水溶性纤维在胃中能减缓食物排空的速度，延迟饥饿感出现；进入肠道后，能吸附毒素并排出体外。其中，胆汁酸的排出，能间接降低血液中胆固醇含量。

非水溶性纤维不会被人体吸收，在肠道中吸收大量水分后，可促进肠道蠕动，帮助排便，减少毒素在肠道停留的时间，起到吸附毒素、清洁肠壁的作用。

膳食纤维的整肠功能

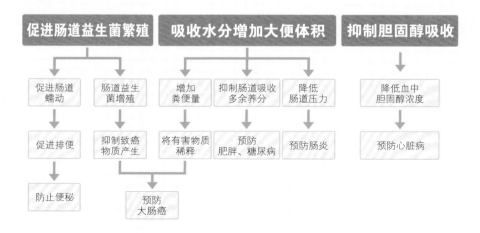

营养均衡，维持代谢稳定

减肥的目的，就是排除多余的脂肪，促进代谢。新陈代谢是一种复杂的体内工程，必须有各类营养素协力合作。若一味节食，会缺乏足够的营养来完成代谢；均衡地摄取各类食物，保持新陈代谢稳定，促进身体排除多余的脂肪，才能健康减重。

少量多餐，选择低热量餐食

吃过多高糖餐食，是致胖的原因之一。减肥要养成少量多餐的好习惯，在避免饥饿的同时，不会使减肥者压力太大，热量也不会摄取过多，但记得要选择低热量餐食。

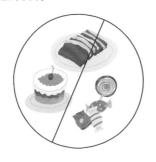

一次摄入食物过多，会促使胰岛素大量分泌，把热量转为脂肪；若只在感觉饥饿时才少量进食，则既能使肠胃得到满足，又不易发胖。

高热量食物只能偶尔吃

医师建议，为了提高减肥成功率，控制饮食时无须太过严苛。若完全杜绝"慰藉性食物"，反而容易失去毅力与生活乐趣，容易导致减肥失败。因此，诱人的高热量食物能"偶尔吃"，但切记不要经常吃。

少量多餐更健康

减肥是一场长期的"斗争"，为维持良好身材，又能满足口腹之欲，少量多餐的进食法是非常好的控制饮食的方式。这种饮食方式既能满足身体所需热量，也能提高身体的代谢率，在节制饮食时，只要掌握一天摄取的食物热量不低于基础代谢率，在瘦身的同时，也能保持身体健康。

少量多餐建议食谱

时间	热量	建议进食内容
早上7～8时	1.5千焦	全麦吐司2片（可加少许花生酱或果酱），煎三明治火腿1片，无糖豆浆1杯
早上10时	0.29～0.42千焦	番石榴或苹果1个
中午12时	1.67千焦	五谷饭3/4碗，水烫蔬菜1碟，肉类（烹调方式采用凉拌、蒸煮）100克
下午3时	0.84千焦	果汁1杯（240毫升）+苏打饼干3片
晚上6～7时	1.26千焦	全麦吐司2片，水烫蔬菜1碟，水煮蛋1个

✱每日建议摄取3份蔬菜，中午的肉类可烹调成半荤菜（如青椒炒肉丝）

吸烟能变瘦吗

吸烟变瘦，只是假象

吸烟者每天会多消耗约837千焦的热量，的确有助于减轻体重。但是如果想靠吸烟来减重，失去的却是健康，反而得不偿失。

吸烟不仅无法减肥，还有害健康

吸烟者刚戒烟后胃口会增加，而且常常会以吃零食来替代，因此体重会略为增加，但是可以通过控制饮食和运动来改善。

长期吸烟会使血脂升高，戒烟后，易使皮下脂肪变厚。所以"吸烟能变瘦"，真的只是一种假象。

吸烟百害无一益

香烟中含有数百种有毒物质，其中至少有七十种会致癌，对人体健康的危害很大。

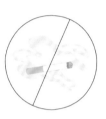

"油切绿茶"真的能"切油"吗

其中的膳食纤维、儿茶素，有益减肥

近年流行的"油切绿茶"，宣称可"切去"油脂，让很多减肥者跃跃欲试。

油切的原理是在绿茶中添加膳食纤维，与蔬菜中的膳食纤维有类似功效。膳食纤维容易使人觉得饱足，从而降低饥饿感，并有助于排出肠道中的毒素和多余脂肪。

把含膳食纤维的绿茶当作饮料，的确比含糖饮料好，况且绿茶有儿茶素，也能帮助减肥，因此油切绿茶确实适合减肥者；但消费者可别误解了广告的用语，以为这种绿茶能积极清除脂肪，或多喝几瓶就能明显减重。如果不控制饮食，就算多喝绿茶，体重还是会增加。

油切绿茶成分及减肥功效

名称	功效
膳食纤维	可增加饱腹感，帮助肠道蠕动
儿茶素	具有清除体内自由基及抗氧化的功效

排毒饮食，为什么能变瘦

可促进代谢，代谢好就能瘦

人体与热量的关系，像机器与油料，摄取的热量过剩，堆积在体内，如多余的油料会囤积在油箱里。当机器运作越快，需要消耗的油料就越多，所以新陈代谢快的人，消耗较多热量，剩下的热量就越少。因此，提升新陈代谢是燃烧脂肪的有效方法。

善用饮食来促进代谢、减去脂肪

排毒食物能减肥有两个原因，一是其热量低，二是有促进代谢的效果。

低热量高纤维、易饱腹的食物，如蔬菜、低糖水果，因脂肪和热量低，适量摄取不易胖。另外，有些营养素有抗氧化、提升代谢的效果，或能抑制脂肪的吸收、合成及加速脂肪分解，减肥功效更佳。

如豆类含丰富的B族维生素，能促进糖类、蛋白质、脂肪的代谢，避免营养过剩形成脂肪并囤积在体内；黄瓜、冬瓜有丙醇二酸，能抑制体内糖分转化成脂肪，减少体内脂肪。

此外，芹菜是低热量食物，它还富含膳食纤维，非常适合减肥者食用。

保持钾、钠平衡，避免水肿型肥胖

水分滞留体内，也是变胖的原因之一。食物、运动同样能帮助代谢，避免水分滞留。钾、钠是负责体内水分交换的营养素，维持这两种矿物质的平衡，能帮助身体排除多余水分，避免水肿型肥胖。

吃对营养素，瘦身不难

营养素	排毒瘦身功效	代表食材
膳食纤维	增加饱腹感，预防便秘	薏苡仁、紫菜、苹果、红薯、黑木耳、燕麦
维生素A	帮助燃烧、代谢脂肪和蛋白质	胡萝卜、南瓜、木瓜、红薯叶、动物肝脏
B族维生素	维生素B_1、维生素B_2可促进胃肠蠕动	荞麦、糙米、玉米、绿豆、绿色蔬菜、瘦肉
维生素C	促进体内新陈代谢，帮助排毒	番石榴、柠檬、猕猴桃、草莓、小白菜、西红柿
维生素E	抗氧化作用强，清除体内自由基	杏仁、榛果、葵花籽油
果胶	吸附肠道有毒物质，有利于排便	豌豆、苹果、柑橘、秋葵

如何提升基础代谢率
饮食、运动双管齐下，增加肌肉量

基础代谢率，是一个人一天躺着不动，只计算呼吸、心跳、维持体温等基本生理功能所需要的热量；基础代谢率高，表示要消耗比较多的热量，人就很难发胖。人体消耗热量的途径有三个：基础代谢能燃烧70%摄入的总热量；身体活动可燃烧20%；消化食物只用10%。由此可见，基础代谢率对一个人的胖瘦影响有多大。

饮食、运动双管齐下

如何提升基础代谢率？运动是提高基础代谢率最有效的方法，尤其是有氧运动和无氧运动相结合的方式。以运动增加肌肉量，肌肉量增加，消耗的热量越多，越容易瘦身。运动的原则是"3-3-3"，每周至少3次，每次至少30分钟，运动后使心率达到每分钟130次以上。

正常进食三餐有助于维持基础代谢率。过度节食减肥，体重却无明显下降，是因身体察觉热量不够，自动降低代谢的速度，以维持生命的基本需要。

当人体的代谢率下降，消耗的热量也会变少，此时只要有多余热量，就易囤积成脂肪。因此以节食减肥，容易减去肌肉，复胖的却是脂肪。唯一能打破此恶性循环的方法，就是增加肌肉量。

吃早餐能提升代谢率

不吃早餐，容易使代谢率下降。因为晚餐到隔天早餐间，空腹时间长达12小时左右，身体代谢已趋缓，缺乏运转的动力，而吃早餐能帮助身体启动代谢。

若不吃早餐，使身体长时间处在代谢率低的状态，不但早上精神萎靡，且机体燃烧脂肪的能力也会降低。

能简单瘦身的有氧运动

❶ 快走　　❷ 慢跑　　❸ 跳绳　　❹ 舞蹈

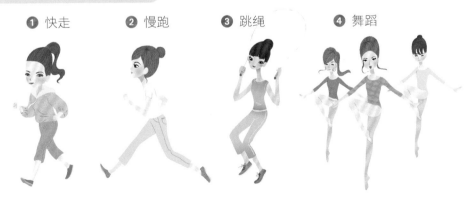

我连喝水都会胖，排毒能改变吗

可能是水肿型肥胖，吃对食物也能改善

代谢不好，喝水都会胖

通常认为自己"连喝水都胖"的人，有两种可能性，一种是代谢率太低，变成易胖体质，认为自己是"少数喝水都会胖"的体质，常引起人的自卑心态；而另一种，真的是"喝水都胖"的水肿型肥胖。

医师指出，很多认为自己连喝水都胖的人，在仪器测定下，却发现细胞内的水分不足，也就是水分无法充分被细胞利用，滞留在身体其他地方，但不易排出体外。这是体内水分代谢不良现象，外观看起来像肥肉，其实多余的是水，并非脂肪。

错误的饮食习惯，容易引起水肿

水肿的成因，除了平时缺乏运动、体内代谢差外，主要是经常吃过咸或太精制的食物，造成肾脏负担加重，使新陈代谢变慢。因此，远离过咸或太精制的食物，并适量摄取能排水利尿的食物，就能在很大程度上避免水肿。

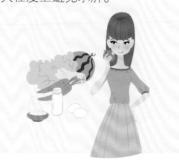

对抗水肿型肥胖

对水肿型肥胖者而言，解决的方法是提升代谢率，最有效的方式就是运动。运动时，肌肉能产生类似泵的效果，增强体液流动，能改善水液滞留。

食物也能帮助水液代谢。钾、钠与水分代谢有关，若钾、钠含量平衡，能避免水分滞留、促进水分被细胞利用，并排出多余水分。故水肿型肥胖者更不宜采用节食减肥，应以运动、饮食来增强水循环，预防水肿。

人体内有占体重70%的水分，水液代谢顺畅，能滋润细胞，并使养分输送、废物排出正常，久而久之能延缓衰老。水肿与排毒能力息息相关，不容小觑。

帮助消水肿的好食材

食材名称	消水肿原理
薏苡仁	促进体内水液代谢，帮助消除下半身水肿
红豆	中医理论认为红豆具有利尿、消肿之效
冬瓜	冬瓜富含钾，能除去体内多余水分
芹菜	含有丰富的钾，可维持体内酸碱平衡，具有利尿之效
西瓜	西瓜中的钾可利尿排毒

怎么吃，能瘦大腿和臀部赘肉

减少热量摄取，并加强下半身运动

东方女性由于胖的位置多在臀部、大腿或腰腹的下半部，使身形看来像梨，又称"梨形肥胖"。

导致梨形肥胖的脂肪多是甘油三酯。想减少此类肥胖的发生，必须控制总热量摄入，即减少热量摄取，增加消耗量。饮食方面须特别控制对糖类、脂肪的摄取。

减少摄取糖类、脂肪

当摄取的热量过多时，多余的热量会转变成甘油三酯储存在脂肪细胞内。糖类、脂肪类物质摄取太多，易形成甘油三酯。甘油三酯囤积的位置，包括皮下及内脏周围。所以必须减少整体的热量，进而减少脂肪囤积。

适宜的糖类摄取量为一日摄入总热量的55%～60%；脂肪为一日摄入总热量的25%以下。须摄取脂肪时，尽量吃含不饱和脂肪酸的油脂，可有效消耗甘油三酯，包括鱼类脂肪、芝麻油、红花籽油等。此外，酒一天宜控制在20毫升以下。

运动与梨形肥胖

因为人无法控制甘油三酯囤积的部位，所以梨形肥胖者只能通过控制热量摄取来减少脂肪，使整体身形更纤瘦。

另外，可多做运动来消耗热量，并多做下半身延展动作，能使肌肉线条变得细长，即使脂肪附着于外，视觉上看起来也较纤细。

居家瘦腿操

❶ 瘦腿减肥操

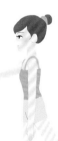

用一手撑着墙，单脚站立，另一只脚则放松，左右摇摆。做30次后，换另一只脚再做30次。

❷ 推压小腿肚

双手交替从脚踝处，向膝盖后方推压小腿肚，每只脚做30次。

❸ 捏小腿内外侧

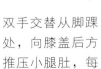

用手指捏小腿内侧30次，再捏外侧30次。

什么是高脂血症

血液中脂肪偏高，形成高脂血症

高脂血症是健康的潜在危机

血液中的脂肪称为血脂，血脂的种类很多，最常见的是胆固醇与甘油三酯。当血脂含量超过一定标准，可判定为"高脂血症"。高脂血症本身没有立刻致命的危机，能通过调整饮食、适当运动来使血脂恢复正常水平。

高脂血症最初往往没有症状，所以容易被人们忽略，等到出现问题时，通常已合并其他疾病，有致命的危险。高血糖、高脂血症、高血压三个危险因子，会互相影响，形成恶性循环。

高血压合并高脂血症，易发生动脉硬化。因为高血压容易在血管壁上造成破损，胆固醇会附着在破损处，形成黏着的硬物，造成动脉硬化；血液流动更不通畅，又会使高血压恶化。高血压的人若又合并高脂血症，罹患其他心血管疾病的概率将升高。

可怕的代谢综合征

高脂血症、糖尿病、高血压都属于代谢综合征的表现，其所占据人们常见十大死因的比例已超过癌症。近年发病呈低龄化，这与饮食结构的改变有关。

高盐、高油脂的烹调方式，深受许多现代人喜爱，但膳食纤维的摄取十分不足，因此容易引发代谢综合征。

糖尿病则会使血液中的糖分、甘油三酯增加，血液的流通更困难，若合并高血压、高脂血症，则其他心血管疾病的发生概率会增加，对身体的威胁程度也会节节上升。

由高脂血症、动脉硬化所引起的相关疾病，包括急性胰腺炎、胆结石、脂肪肝、高尿酸血症、心绞痛、心肌梗死、中风等。

导致高脂血症的危险饮食

1 高脂肪食物
摄入猪油和肥肉等含饱和脂肪酸的食物，会使血脂升高。

2 高胆固醇食物
动物内脏、蛋黄、鱼子、虾籽、蟹黄等，应严格限制进食量。

3 高糖食物
摄取精制甜食、含糖饮料等，会导致体内甘油三酯含量升高。

4 饮酒
酒的热量偏高，长期过量饮酒，内脏周围和皮下组织容易囤积脂肪，进而增加血中胆固醇总量。

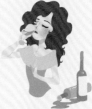

如何吃，能有效降胆固醇

多吃膳食纤维、不饱和脂肪酸，少吃动物油脂

胆固醇是人体必需的物质，但过高的胆固醇浓度，尤其是过量的低密度脂蛋白，即俗称的"坏胆固醇"，容易引发心血管疾病。胆固醇过高时，多吃能降低"坏胆固醇"的食物，可大幅减少高脂血症带来的危害。

少吃蛋黄、动物肝脏、动物油脂

蛋黄、动物肝脏是高胆固醇食物，胆固醇过高者不宜多吃，食用前应向医师咨询。即便是胆固醇过高者，也不能完全不吃油脂，但平时宜少吃动物性油脂，如牛油、猪油或脂肪含量较高的肉类。吃肉时，可挑选瘦肉或吃脂肪含量少的鸡肉、鱼肉等。

多摄取不饱和脂肪酸、抗氧化物

宜多摄取含不饱和脂肪酸的植物油，如橄榄油、菜籽油等；而鲭鱼、金枪鱼、沙丁鱼等鱼类，也含不饱和脂肪酸，能降低"坏胆固醇"；另外，摄取抗氧化物质，如维生素A、维生素C、维生素E、类黄酮等，能阻止低密度脂蛋白氧化。

摄取充足膳食纤维

膳食纤维有助代谢肠道内的胆固醇，能清洁肠壁、带走毒素，并吸附胆汁酸，帮助其排出体外。胆固醇是制造胆汁酸的原料，若肠道中胆汁酸减少，肝脏为了合成新的胆汁酸，就会动用血液中的胆固醇，这样便能减少血液中的胆固醇。

降胆固醇的饮食建议

食物种类	食用建议
乳制品	选择低脂或脱脂乳品
动物油脂、冰激凌、动物内脏	尽量少吃
蛋黄	一周不要超过3个
肉类	每天不超过150克，尽量选择瘦肉
海鲜类	尽量不要使用油炸的烹调方式
面包、饼干	少吃用牛油或猪油制成的糕饼和面包
罐头或腌渍蔬菜	盐分较高，应避免食用
水果、蔬菜、谷类、豆类	低脂肪、低胆固醇，宜每天均衡摄取
坚果类	含不饱和脂肪酸，但热量高，应适量食用

"外食族"如何排毒瘦身

多摄取膳食纤维，尽量均衡饮食

忙碌是现代人不可避免的生活节奏，因此很多人成为"外食族"。外食一般高油、高盐，长期摄入，肠道与健康便容易出问题。

低热少油是选择的重点

为了在分秒必争的工作中维持身体健康，"外食族"对食物的选择要更加用心。可依据购买地点的不同，选择不易导致肥胖的食物。

❶ **便利商店：**需注意食物的营养，便利店食物中的蔬菜多是腌渍品，钠含量偏高，肉类以油炸为主，要注意热量；生菜沙拉能补充膳食纤维，但要注意沙拉酱的热量；食量小的女性，可选择饭团与凉面。

❷ **自助餐：**少油、少肉、多蔬菜，是选菜时的重点；餐前喝汤，容易有饱腹感，又能减少正餐进食量。餐后的饮料最好少加糖，可以适量吃水果。

❸ **小吃店：**可选择少油或加少许肉臊的干面；若点汤面，则不要喝汤或只喝少许；配菜的最佳选择为烫青菜或口味清淡的凉拌小菜。

适量进食，减轻身体负担

"外食族"的购餐重点是：不要一次买太多食物，购买前一定要先考虑热量；别因为应酬多，就把饮食当成社交的主题，这样很容易越吃越多，造成身体不必要的负担。

健康饮食金字塔

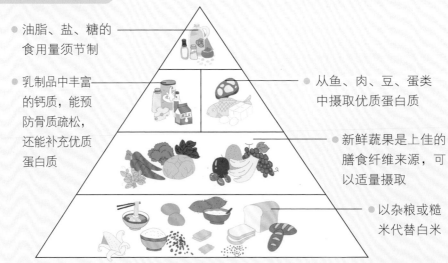

- 油脂、盐、糖的食用量须节制
- 乳制品中丰富的钙质，能预防骨质疏松，还能补充优质蛋白质
- 从鱼、肉、豆、蛋类中摄取优质蛋白质
- 新鲜蔬果是上佳的膳食纤维来源，可以适量摄取
- 以杂粮或糙米代替白米

第一章
排毒一身轻

毒素的"入侵"是无形的，

人体在不知不觉中囤积毒素，

加上不良的生活习惯，使体内代谢变差，

毒素不易排出，易造成身体各种不适。

跟着本章进行饮食和生活排毒，

助您重获健康与美丽。

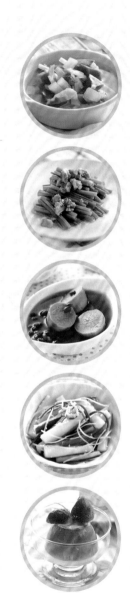

你该排毒吗

💙 检测体内的毒素

请依照日常生活情况，在符合的项目框中打"√"。

"中毒"指数测验

类型	选项
自觉症状	☐ 容易长痘
	☐ 皮肤干燥
	☐ 容易疲倦
	☐ 容易水肿
	☐ 没有食欲
	☐ 容易便秘
生活习惯	☐ 习惯熬夜
	☐ 压力过大
	☐ 长时间坐着
	☐ 不常运动
	☐ 吸烟
饮食习惯	☐ 三餐不定时
	☐ 偏食
	☐ 习惯吃夜宵
	☐ 吃得过饱
	☐ 常喝含糖的果汁或饮料
	☐ 常吃油炸、烧烤食品（＞3次／周）
	☐ 经常喝咖啡（＞2杯／天）
	☐ 水分摄取不足（＜2000毫升／天）

💙 符合6项以下

生活和饮食习惯大致正常，只要稍微调整，并继续保持良好的生活和饮食习惯即可。

💙 符合7～15项

体内已有毒素在慢慢累积，从现在开始要特别注意，并养成良好的生活和饮食习惯。

💙 符合16项以上

你的身体内已有各式各样的毒素存在，当务之急是立即进行体内排毒，将毒素清出体外。

什么叫作"毒"？

人体不会自发产生危害自己的毒素。所谓的"毒"，正确来说是指人体新陈代谢后产生的废物，这些废物若未在一定时间内及时排出体外，就会形成对人体有害的物质，加速人体衰老，危害健康。此外，不洁食物、不良环境，也是人体"毒素"的来源。

简单排毒 "5要诀"

将体内多余毒素排净，身体自然健康

要诀 ❶ 早晨和睡前喝1杯水

人体内有约70%是水分，体内若缺水，许多以水为载体的毒素将无法排出，就容易堆积在体内。

早晨，胃肠代谢功能最好，且夜晚是清除毒素的上佳时间，因此起床后及睡前各喝1杯水，有利于体内代谢。若担心影响晚间休息，晚前可喝半杯水。

要诀 ❷ 多吃蔬果

想要有好的排毒成果，则要摄取充足的蔬菜及水果。在蔬菜和水果中，有许多对人体有益的抗氧化物质及膳食纤维，能帮助对抗自由基、促进胃肠蠕动，甚至预防多种疾病。

选用蔬果时，最好以无农药栽培的有机蔬果为主，清洗时以流动的水仔细洗净，并首选当季蔬果。

要诀 ❸ 发汗可刺激汗腺及淋巴排毒

发汗是指皮肤深层的汗腺所分泌的汗液，汗液的成分主要是水，还有矿物质、乳酸、尿素等。要刺激发汗，就要多喝水、多吃有助发汗的辛香料、适度地运动和泡泡热水澡，能帮助身体排出毒素。

淋巴是身体另一个"排水道"，能回收废物并排出体外。适当按摩可以促进淋巴排毒，淋巴一旦顺畅，也会带动身体发汗。

要诀 ❹ 深呼吸

深呼吸可促进肺部气体流通，刺激身体细胞的活动，促进血液及体液循环，提高新陈代谢及免疫力。

排除毒素的呼吸方法，首先要集中精神，以鼻子吸满气后，再缓缓以嘴吐气。重复数次后，可以促进副交感神经的放松，提升身体排毒效果。

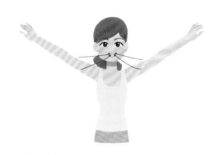

要诀 ❺ 适当选用营养补充品

很多现代人三餐不规律、饮食不均衡，无法靠完整及均衡的营养素来清除体内毒素，因此需要针对自己的营养需求适当选择营养补充品。如抗氧化营养素（清除体内自由基），维生素C、维生素E、硒、类黄酮素等。

十大排毒"明星食物"

选择排毒好食物，效果自然佳

❤ 红薯叶

红薯叶富含维生素A、维生素C、钾、钙及膳食纤维，另含特殊的多酚类物质。

多酚类物质具有极佳的抗氧化能力，可以与维生素C及维生素E一起作用，使体内抗氧化酶的活性增强，清除体内自由基和脂质过氧化物；同时避免低密度脂蛋白氧化，可以预防动脉粥样硬化。

红薯叶含大量膳食纤维，能刺激胃肠蠕动，帮助排便，排出肠道中的毒素。

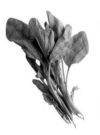

❤ 燕麦

燕麦的膳食纤维含量丰富，包括纤维素及植物胶。摄取充足的膳食纤维，可促进肠道蠕动，缩短粪便通过肠道的时间，并减少肠道与有害物质接触的时间，帮助排便，预防便秘。

燕麦中的 β-葡聚糖，可以吸附肠道有害物质，帮助胆酸及胆固醇排出，降低胆固醇，也可辅助调节免疫功能。

❤ 山药

山药所含的山药多糖体，能改善胃肠道功能，增强人体免疫力，保护人体不受外来病原的侵害；山药亦富含膳食纤维，有助预防便秘，并能降低体内"坏胆固醇"含量。

❤ 菠菜

菠菜含叶黄素及 β-胡萝卜素，都属于类胡萝卜素。β-胡萝卜素会在体内转变成维生素A，抗氧化能力强，能维持皮肤、消化道、呼吸道等上皮组织的正常功能，阻挡外来有毒物质的侵入。

❤ 西蓝花

十字花科类蔬菜颇具防癌及抗氧化能力，主要含有特殊的异硫氰酸盐（或称萝卜硫素）及微量元素硒。萝卜硫素能增强肝脏解毒酶的活性，将外来毒素分解为无毒物质，再排出体外。

硒是人体内谷胱甘肽过氧化物酶的重要组成成分，能清除血液中的自由基，保护细胞免于自由基造成的伤害。

🖤 蒜

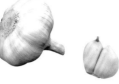

蒜中的蒜素是一种含硫化合物，能杀菌解毒、清除肠道的有害菌、驱除寄生虫。

蒜含微量元素硒，能增强抗氧化酶活性，加上蒜素本身具有的抗氧化作用，食用生或熟的蒜，都能减少体内自由基，达到预防消化道肿瘤（如大肠癌、胃癌或肝癌等）的目的。

🖤 黄豆、豆腐

黄豆中有8种人体必需氨基酸，其中的植物蛋白属于高生物价蛋白质。研究发现，食用黄豆能降低血浆总胆固醇、低密度脂蛋白及甘油三酯含量，能帮助血脂代谢，净化血液。

豆腐中丰富的大豆异黄酮（一种植物性雌激素），含有极佳的抗氧化能力，能减少细胞受到的氧化伤害。

🖤 金枪鱼

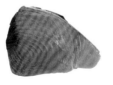

金枪鱼富含能促进脑部功能及防止血栓形成的鱼油，主要成分为DHA及EPA，对心血管系统的保健功效最显著。

DHA有助降低血液中甘油三酯，促进胆固醇的排泄，进而降低血中胆固醇，帮助血脂代谢。

🖤 牡蛎

牡蛎富含的牛磺酸，是一种氨基酸，能维持脑部运作及促进神经发育，并且能保护心脏，预防高脂血症。

牛磺酸的抗氧化能力强，对改善肝脏功能、预防肝病，帮助肝脏分解体内有害物质等，也有一定效果。

🖤 苹果

苹果所含果胶，属于水溶性膳食纤维，能柔软粪便，增加粪便体积，保护肠壁，预防便秘及腹泻。果胶与胆酸结合后会一同排出体外，减少肠道对脂肪与胆固醇的吸收，帮助人体代谢。

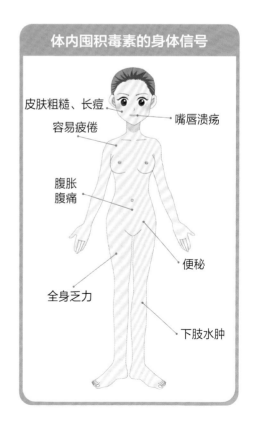

体内囤积毒素的身体信号

皮肤粗糙、长痘
容易疲倦
嘴唇溃疡
腹胀腹痛
便秘
全身乏力
下肢水肿

最好的排毒饮料——水

💗 想要排毒，不能不喝水

水是营养素进入细胞的媒介，也是人体内代谢物质的载体，可促进身体有害物质排出体外。

若身体缺水，血液会变得黏稠，有害物质也无法通过水排出体外，转而堆积在大肠、小肠及排泄器官内，营养素的输送将变得迟缓，严重时，新陈代谢及人体各系统的运作都会出现问题。因此，排毒的首要工作，即维持身体内各系统的正常运作。

💗 人是水"做"的

人体内有约70%是水分。人可以7天不吃东西，却不能3天不喝水，说明水对人体的重要性。当体内水分减少1/10时，人将失去行为能力；倘若体内水分减少1/8，可能导致机体死亡。

据研究，人体每天经由汗腺蒸发的水有0.1～8升，每天排出的尿液有1～2升，因此每天适当补充水分是很重要的。一般人每天至少应该喝2升水，约8大杯（每杯约240毫升），可维持人体内的体液平衡及器官正常运作。

💗 喝水最佳时机

早上身体的肠胃代谢最好。起床后，空腹时喝1杯水，可洗去胃中的隔夜残渣，做一次"全身清洁"。

三餐饭前喝1杯水，可以帮助消化。水会使胃的饱腹感增加，也有助于减少正餐进食量。

晚上是身体排毒最有效的时间。就寝前喝1杯水，可以预防血栓和心脏病，且有利于身体排毒。如果怕影响晚间睡眠质量，饮用半杯即可。

洗澡后喝1杯水，可以辅助稳定血压，并且补充流失的水分。

用餐时可以饮用少量水，使食物的消化变得更顺畅，且水分会使食物在胃中吸水膨胀，增加饱腹感。

不要等渴了才喝水

喝水时，量不用多，但是次数要多，每15～20分钟补充一次水分为宜。水进入胃后，会很快循环输送到身体每一个部位，满足每个部位的水分需求，所以要养成主动喝水的习惯。

💜 什么样的水对身体好

虽然也可以从饮料和汤中摄取水分，但是含糖饮料喝太多，会造成身体负担；汤也无法完全取代水。因此价格低廉、对人体最有帮助的，还是水。

软水

矿物质含量较少，水质呈中性，如经消毒、过滤后的自来水，是较安全的，再经过煮沸的程序后，则是比较干净的饮用水。

硬水

矿物质含量较多，水质呈碱性，如山泉水、地下水等矿泉水，带有少许涩味，饮用时要小心水质中可能含有对人体有害的物质或细菌。选购时应考虑有品牌的矿泉水，质量比较有保障。

蒸馏水

蒸馏水是消毒后的水或经煮沸蒸发后所得来的水，是较安全的饮用水之一。

矿泉水虽然含有较多的矿物质，但其实从食物中摄取的矿物质，比从饮水中摄取的更多；饮用水最重要的就是卫生、干净，无论是煮沸后的自来水、矿泉水、电解水，只要补充足量的水分，就能帮助身体排毒。

食物中也含有水分，所以通过饮食摄取的水分，也要算进每天的水分摄取量中。水分摄取过少有害身体；摄取过多也会对肾脏造成负担，易使身体水肿。

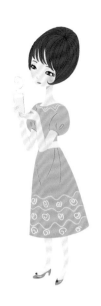

💜 适量喝水让你更漂亮

有效率且经常性地补足体内流失的水分，除了能帮助身体排毒，还有什么好处？

多喝水，使身体的新陈代谢变好，皮肤的新陈代谢也会变好，毒素自然不易囤积；加上充足的水分，能让皮肤表层的微小脂肪颗粒变得光滑，让皮肤嫩滑白净。

当身体水分失去平衡时，可能发生水肿或代谢紊乱，而状况一旦改善，水肿也会消失；加上新陈代谢变好，排出宿便，身体线条更迷人。

帮助减轻体重

新陈代谢变好，脂肪燃烧率自然会提升，由于水没有热量，饥饿时补充些水分，能够令人产生饱腹感而减少进食量，有助于控制体重。

健康自然生机饮食疗法

改善饮食习惯，毒素自然不易囤积

♥ 什么是"生机饮食"

生机饮食的要义在于摄取有机食品，不吃或少吃动物性食品，在烹调时不油炸、不加味精，也不添加人工物质；坚持清淡原则：少油、少盐、少糖。生食、熟食皆可，重视食材生食的食疗功效。

有机食品

农作物的栽培过程中，不使用化学肥料与农药，采用自然栽培法中的各种无毒除虫法。采收、包装过程中，也不添加人工物质，如漂白剂、防腐剂等。

生食

只选用植物性食材，烹调方法为生食，并且不添加化学物质，使用的油、盐等调味料也是从天然食物中萃取而来的。

♥ 生机饮食的优点

生机饮食是追求健康与快乐的生活方式，能帮助人体恢复自然治愈力，增强免疫系统，恢复器官的正常运作功能。

生机饮食对人体有三大好处：

❶ 保持身体洁净，抵抗毒素进入

多选用富含膳食纤维、无污染、少人工添加剂的食品，可帮助人体正常排便、排尿，并抵抗有毒物质侵入，保持身体自然洁净。

❷ 改善体质，维持正常功能

生机饮食少食用肉类食材，如猪肉、鸡肉；以天然的植物性食材为目标，如坚果、菇类等，有利于改善体质，增强身体抵抗力。

生机饮食食材选择原则

- 多吃新鲜蔬菜水果、全谷类、海藻类。

- 不吃肉或少吃肉，可选择不加抗生素和激素的有机蛋、有机瘦肉及乳制品、鱼类。少吃红肉或加工肉类。

- 食材多样化，以获取多种营养素。

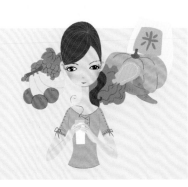

❸ 提升血液携氧量，增强抵抗力

生机饮食中的生食，能令食材中的酶不因烹饪被破坏，可以分解血液中的脂肪与蛋白质；并提升红细胞携氧量，使身体不易疲累，预防疾病。

♥ 了解体质，掌握食材特性

许多人往往等到疾病"上身"时，才发现饮食的重要性，但须注意生机饮食是辅助，不是让大家全盘接受生机饮食中的所有食品。

没有尝试过生机饮食的人，对其独特的口感接受度较低。应依照个人体质及接受度，选择并设计适合自己的生机食谱。

在身体健康时，不妨选择可以增强免疫力、保健人体系统的生机饮食，效果更佳。

♥ 生机饮食小叮咛

生机饮食中强调饮用精力汤及蔬果汁。对慢性肾衰竭，甚至需要做血液透析的患者来说，应避免摄取过多水分及高钾的蔬果汁，否则将影响水分在体内的代谢及治疗效果，甚至危及生命。

此外，摄取过量的膳食纤维会干扰人体对食物中钙、铁及其他矿物质的吸收。因此服用钙片或其他矿物质补充剂时，不建议和高纤维食物同时食用，以免影响吸收效果。

判断自己的体质，吃对食物

体质类型	体质特征		建议食物
热性	● 全身常发热 ● 脸色潮红	● 口干舌燥 ● 喜喝冷饮或贪凉	**凉性食物：** 绿豆、海带、丝瓜
寒性	● 怕冷 ● 脸色易青白	● 经常手脚冰冷 ● 喜欢喝热饮	**温性食物：** 大蒜、生姜、木瓜
实性	● 活动量较大 ● 说话声音洪亮	● 气粗力足 ● 排便困难	**泻性食物：** 西瓜、香蕉、芦笋
虚性	● 夜晚常冒冷汗 ● 行动无力	● 脸色易苍白 ● 脉搏较弱	**补性食物：** 山药、糙米、红枣
燥性	● 经常便秘 ● 易干咳无痰	● 常感口渴体燥 ● 妇女月经量少	**润性食物：** 百合、柚子、牛奶
湿性	● 容易水肿 ● 多痰	● 经常腹泻 ● 易出现高血压	**祛湿食物：** 红豆、冬瓜、薏苡仁

让排毒融入生活

不把排毒看成苦差事，而是融入生活中，成为生活习惯

做好排毒风险管理

注意饮食和居家生活的细节，坚持排毒生活，会过得健康又快乐。

饮食如何吃最"无毒"？

蔬果类： 尽量选择有合格标志的蔬果，避免农药残留的问题，也可使用天然的蔬果清洁剂来清洗。当季水果的农药使用量较低，或选择需去皮的水果，因为削皮后，就不易吃到农药。

海鲜类： 许多贝类及鱼类都被检测出含有重金属，选择时要特别注意，可选择有产销资格的海鲜。

肉类： 高温烧烤会产生多环芳香碳氢化合物，可多摄取含维生素C的蔬果来预防这些物质转变成有毒致癌物。

蛋类： 蛋壳上常有细菌污染，吃蛋时要将蛋煮至全熟，可避免吃到沙门氏菌。老年人和幼儿需要特别注意。

水： 为了杀菌，自来水中会添加氯。要使水中的氯挥散，将饮用水煮沸后，掀开盖子再煮3~5分钟，即可使残存的氯气挥发。

零食： 油炸淀粉类零食，易产生有毒的丙烯酰胺，人体很容易摄取超标，因此要注意摄取量。

居家生活如何做最"无毒"？

热水澡： 水中含氯，经加热挥发后，人容易在洗澡时吸入过量的氯。45℃所释放的氯为35℃时的2倍，所以洗澡时，洗浴间的窗户不要完全紧闭，水温不要太高，沐浴时间也不宜太久。

电磁波： 家中电器会发出电磁波，为避免长时间暴露于电磁波中，电器不用时，建议把插头拔掉。另外，手机也会发出电磁波，要尽量减少使用的频率和时间。

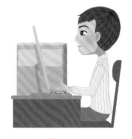

染发： 勿经常使用含致突变与致癌物质的产品，尤其是染发剂中的芳香族胺，会经由皮肤吸收进体内，容易引发癌症。所以尽量不要染发，或是使用纯天然的染发剂。

保鲜膜： 保鲜膜大多由PVC（聚氯乙烯）、PVDC（聚偏二氯乙烯）及聚乙烯（PE）组成。前两种较耐热，而PE在130℃时就会熔解。为了避免保鲜膜经微波炉加热食物释出有毒物质，最好在微波加热食物前将保鲜膜取下。

💛 生活排毒，常保健康

常检查： 每天自我检查是否出现胀气、便秘、口臭等问题，如果有以上问题，表示身体排毒解毒的功能不佳，需要重新调整饮食和生活习惯。

常变化： 三餐中尽量选吃不同的食物，同样的蔬果不要连续吃超过3天，尽量保持食物的均衡营养和多样化。

常调整： 生活压力大、睡眠不足、饮食不规律，容易使身体累积过多毒素，当身体发出信号时，应立即调整，以免身体器官运作受到影响。

5种精神排毒好方法

❶ 静坐

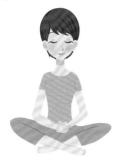

静坐可使身心平静，让身体立刻获得休息，减缓因生活压力带来的焦虑。

❷ 精油按摩

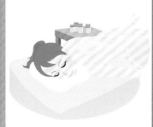

通过涂抹精油和按摩，可完全放松心情、纾解压力，帮助皮肤代谢并缓解肌肉紧张。

❸ 乐在工作

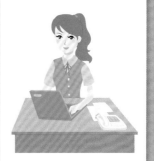

处于乐在工作的愉悦心情中，从容应对工作，身体的内分泌系统就不会受干扰。

❹ 大笑

大笑可增加体内内啡肽，减少压力激素的释放。多想想愉快的事和大笑，能减轻压力。

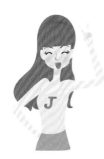

❺ 泡澡

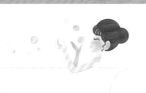

通过浸泡热水，可加速血液循环，进而大量出汗，排出体内的代谢废物，使身体保持良好的新陈代谢，促进健康。

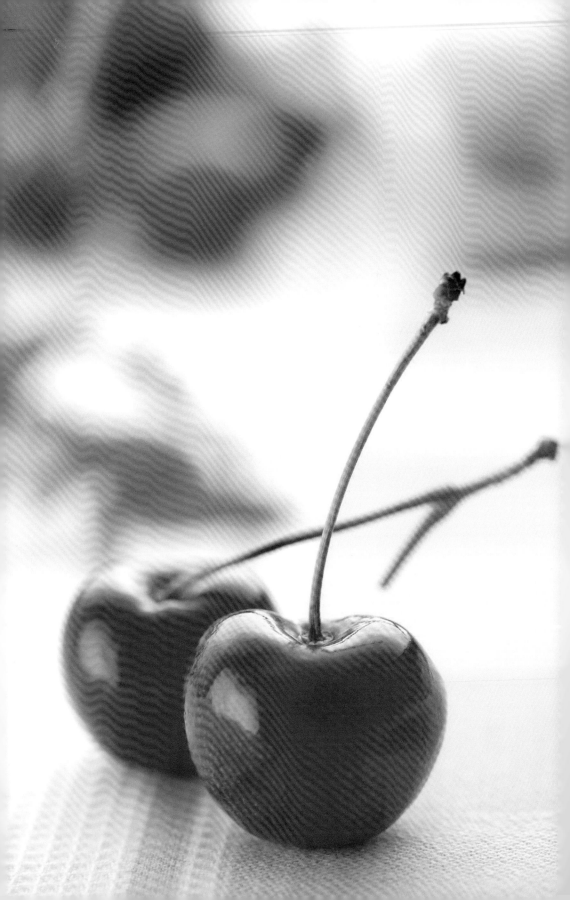

第二章
排毒消脂，净化身体

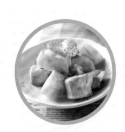

不良环境、不洁食物都是人体内毒素的来源，
都会对人体造成威胁，易导致体形肥胖、皮肤粗糙。
本书精选13类排毒好食材，设计低热量高纤维食谱，
帮助您利用食物进行排毒，远离肥胖困扰，
让您不再是"想瘦"，而是"享瘦"。

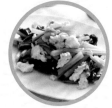

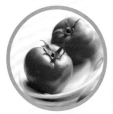

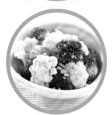

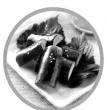

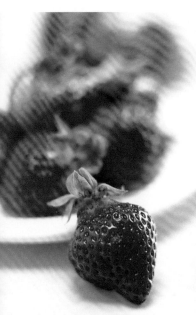
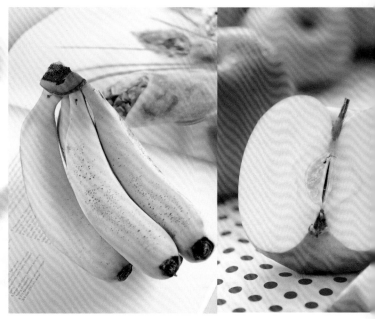

新鲜水果类

　　水果中含量最多的成分是水分与糖。很多减肥者以为只吃水果就不会胖，但可别忘了水果甜甜的滋味，就是其中的糖分带来的。研究显示，果糖转变成脂肪的速度很快，所以水果不是减肥的灵丹，减肥者可以常吃，却不能过量。

　　可喜的是，水果通常热量偏低，脂肪含量也不高，又有果胶能清肠排毒、降低胆固醇，并有多种维生素可促进代谢。只需略为注意其糖分的含量与食用量，减肥者就能在水果的芳香中"享瘦"身体大扫除。

蔓越莓

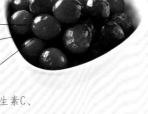

排毒有效成分
花青素

食疗功效
避免动脉硬化
保护泌尿系统

● **别名：** 小红莓

● **性味：** 性凉，味酸

● **营养成分：**
蛋白质、钙、膳食纤维、维生素A、维生素C、
花青素、儿茶素、有机酸等

○ **适用者：** 动脉硬化者、怀孕及停经妇女　　✕ **不适用者：** 腹泻、有过敏症状者

蔓越莓为什么能排毒养瘦

1 蔓越莓中的花青素有特殊的化学结构，有助于细菌排出体外，具有排毒保健之效，因此被誉为"天然抗生素"。

2 蔓越莓能清除血液中的低密度脂蛋白、甘油三酯，减少血液内毒素，帮助血管通畅，预防动脉硬化。

蔓越莓主要营养成分

1 蔓越莓中的植物生化素种类很多，如花青素、槲皮素、山柰酚等，抗氧化能力都很强。

2 蔓越莓种子中的有机酸、不饱和脂肪酸，对心血管有益。

3 金鸡纳酸是蔓越莓特有的营养素，也是能抑菌的主要成分。

蔓越莓食疗效果

1 蔓越莓可以有效减少体内幽门螺杆菌的吸附数量，预防细菌引起的胃溃疡。另外，蔓越莓对抑制口腔内细菌也有一定的效果。

2 蔓越莓能预防尿道炎、膀胱炎，被称为"尿道炎杀手"。蔓越莓中的花青素抑菌效果强，能有效减少大肠杆菌吸附于尿道的数量，进而抵御尿路感染。

3 蔓越莓能预防心血管疾病。其含有花青素、生育三烯醇，能防止低密度脂蛋白氧化，进而预防、改善动脉硬化。

4 蔓越莓能帮助溶解草酸钙，预防肾结石。

蔓越莓食用方法

1 市面上较难买到新鲜蔓越莓，售卖品多已制成干果及蔓越莓汁。

2 新鲜蔓越莓的口感较酸，不适合单独食用，建议洗净后打成果汁或加入沙拉中食用。

蔓越莓饮食宜忌

1 蔓越莓本身味道较酸，为了更适宜食用，市售的蔓越莓汁大多额外添加糖分，欲减肥者宜注意糖分摄取量。

2 少数人食用蔓越莓会有腹泻或过敏症状，因此，腹泻及有过敏症状者不宜食用。

草莓

排毒有效成分
果胶、鞣花酸、
维生素C、花青素

食疗功效
改善便秘
降血压、抗癌

- **别名：** 红莓、地莓、洋莓、洋莓果

- **性味：** 性凉，味甘

- **营养成分：**
鞣花酸、果胶、花青素、膳食纤维、
维生素B_1、维生素C、钾、磷、有机酸等

○ **适用者：** 便秘者、痛风患者
✗ **不适用者：** 泌尿系统感染者、肾功能不全患者、胃肠功能不佳者、生理期女性

草莓为什么能排毒养瘦

1 草莓含鞣花酸，能分解食物中多余脂肪，并可减少人体对有毒物质的吸收。

2 草莓中的膳食纤维、果胶都有清洁肠道、整肠通便的功效，防止食物残渣于肠道内停留过久，腐化产生毒素。其中的非可溶性膳食纤维遇水易膨胀，不仅能促进胃肠蠕动，也可减少饥饿感。

3 草莓中的维生素C、钾，可保护肝脏，而钾对肾脏也有助益。肝、肾皆为重要的排毒器官，因此适量食用草莓，有助毒素排出体外。

草莓主要营养成分

草莓富含维生素C、鞣花酸、果胶、花青素、膳食纤维、维生素B_1、钾、磷、有机酸等营养成分，有助于身体排毒。

草莓食疗效果

1 草莓中的维生素C能帮助胶原蛋白合成，是爱美人士的福音。

2 草莓中的鞣花酸是一种抗癌成分，能抑制致癌细胞把健康细胞转化为癌细胞，降低癌症发生率。

3 草莓有助于养颜美容、改善肤质、润肺止咳，可帮助痛风患者改善症状。

4 草莓中的花青素能避免细胞膜释放组胺，能抑制过敏反应。

5 草莓中的果胶可吸附有害物质，帮助身体将有害物质排出体外。

草莓处理、食用方法

1 草莓宜以流动清水冲洗或浸泡盐水再洗净。但不应浸泡太久，以免残留农药渗入草莓果肉内。

2 肠胃功能较弱者可去除草莓上的绒毛后再食用，做法是先以热水快速冲洗，再用冷水冲，可避免食后引起过敏症状。

草莓饮食宜忌

1 泌尿系统感染者不宜多食，以免草莓中的草酸成分引起泌尿系统结石。

2 草莓中钾含量较高，肾功能不全患者应少食或慎食。

3 胃肠功能不佳者，食用过多草莓易引起腹泻，女性生理期也应斟酌食用。

草莓芦笋手卷

保护肝肾＋维持肠道健康

■ 材料：
草莓2颗，芦笋35克，苜蓿芽30克，
寿司海苔2片

■ 调味料：
草莓果酱1小匙

■ 做法：

① 材料洗净。芦笋去老皮，切长段，氽烫后，
和草莓、苜蓿芽分别浸泡于冰水中至凉，沥
干备用。

② 将寿司海苔铺平，放入苜蓿芽和芦笋段，卷
成杯状，再加草莓。

③ 淋上草莓果酱即可。

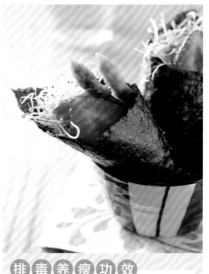

排毒养瘦功效

　　草莓所含的鞣花酸能解毒抗
癌，增强身体免疫力；维生素C
能帮助对抗肠道病菌，使肠道保
持健康。

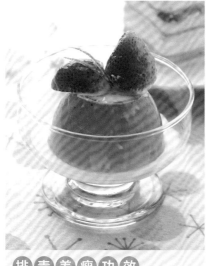

排毒养瘦功效

　　草莓含有丰富的抗氧化物，
可预防心血管疾病与癌症，有抗
衰老、抗癌、排毒的效果。

酸甜莓果冻

清除宿便＋美白瘦身

■ 材料：
草莓15个，明胶粉1大匙，牛奶1/2杯

■ 调味料：
冰糖1大匙

■ 做法：

① 草莓洗净，切丁；明胶粉以适量冷开水冲
开，再加1杯热开水，使其完全溶解。

② 草莓丁、明胶液和冰糖放进果汁机中，搅打
成汁后，倒入果冻模型，再放进冰箱，冷藏3
小时以上至结冻。

③ 将果冻倒入碗中，淋上牛奶即可。食用时可
用洗净的草莓装饰。

蓝莓

排毒有效成分
膳食纤维、花青素、维生素C、果胶

食疗功效
护眼
保护心血管

- **别名：** 山桑子
- **性味：** 性平，味甘、酸
- **营养成分：**
  花青素、糖类、烟酸、维生素A、维生素C、维生素P、膳食纤维、果胶、类黄酮、钾等

○ **适用者：** 用眼过度者　✗ **不适用者：** 肾病患者、胆病患者、腹泻者

蓝莓为什么能排毒养瘦

1 蓝莓能降低胆固醇，并防止胆固醇沉积于血管壁内，还能软化血管，进而预防心血管疾病。

2 蓝莓中的膳食纤维、果胶，能刺激胃肠蠕动，有助于顺畅排便。

3 蓝莓含维生素C、钾，能保护肝脏；另外，钾也有益于保护肾功能。这两种营养素能增强肝、肾的排毒功能。

蓝莓主要营养成分

1 蓝莓中的花青素除了可抗氧化，更重要的是有护眼能力。

2 蓝莓含的膳食纤维、果胶、维生素A、维生素C，都是有助排毒、抗氧化的营养素。

蓝莓食疗效果

1 蓝莓中的果胶、维生素，有助降血压，预防心血管疾病。

2 蓝莓含有花青素、类黄酮等多种抗氧化物质，能帮助人体抗老化、增强记忆力、预防阿尔茨海默病。

3 蓝莓的花青素能护眼，消除眼睛疲劳，促进眼睛血液循环。

4 蓝莓内有一种叫紫檀芪的物质，能降低结肠癌的发生概率。

蓝莓保存、食用方法

1 市面上能买到新鲜蓝莓，洗净即可食用，保存时要注意保持干燥。

2 除直接吃新鲜的蓝莓外，因蓝莓的口感香甜，还能制成果冻、果酱等，味道十分可口。

蓝莓饮食宜忌

1 新鲜蓝莓含糖量高，减肥者宜注意。市售蓝莓制品，有些已先去糖，适合减肥者食用。

2 由于蓝莓能降血压、降血脂，若本身正在服用降压药、抗凝血药物或糖尿病患者，应尽量避免大量食用蓝莓；尤其是蓝莓健康食品，多采用高剂量蓝莓浓缩制成，以上人群食用前宜先向医生咨询，以免发生不良反应。

莓果雪泥

清除自由基 + 延缓衰老

■ **材料：**
蓝莓50克，覆盆子汁1/2杯，蓝莓汁1杯

■ **做法：**

① 蓝莓洗净，和蓝莓汁倒入果汁机中打匀。

② 倒入模具内，放进冰箱冷冻。

③ 取出，放进果汁机中，加覆盆子汁搅打至冰沙状。可以洗净的薄荷叶和适量蓝莓装饰。

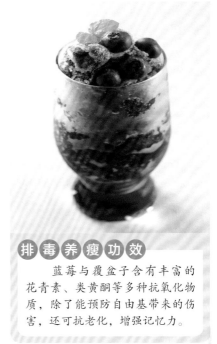

排 毒 养 瘦 功 效

　　蓝莓与覆盆子含有丰富的花青素、类黄酮等多种抗氧化物质，除了能预防自由基带来的伤害，还可抗老化，增强记忆力。

蓝莓果酱

降低胆固醇 + 抗氧化

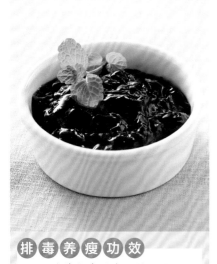

■ **材料：**
新鲜蓝莓2400克，柠檬汁120毫升

■ **调味料：**
白糖1000克

■ **做法：**

① 蓝莓洗净后，去掉蒂头备用。

② 将蓝莓和白糖放入锅中，以小火边搅拌边煮，注意不要烧焦。

③ 煮至果酱变黏稠后即可熄火，加入柠檬汁拌匀，放凉即可。可以洗净的薄荷叶装饰。

④ 可将果酱涂在吐司上食用。

排 毒 养 瘦 功 效

　　蓝莓含有膳食纤维、果胶、维生素A、维生素C等，都是有助排毒、抗氧化的营养素，膳食纤维与果胶也能增加饱腹感。

樱桃

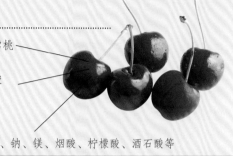

排毒有效成分
维生素A、维生素C、
铁、鞣花酸

食疗功效
补血美白
消炎抗癌

- **别名：** 朱樱、含桃、莺桃
- **性味：** 性温，味甘、酸
- **营养成分：**
  膳食纤维、维生素A、
  维生素C、磷、铁、钾、钠、镁、烟酸、柠檬酸、酒石酸等

○ **适用者：** 贫血者、想美白者　✗ **不适用者：** 易过敏者、上火者

樱桃为什么能排毒养瘦

1 樱桃性温，即便肠胃虚寒或病后体虚者，也都能放心食用。因其属性温和，加上营养素种类多，所以成为减重者食谱中的"常客"。

2 樱桃中的膳食纤维能刺激胃肠蠕动，有助排便，促进体内毒素排出。

3 樱桃所含的营养素包括维生素A、维生素C、花青素、鞣花酸等，有益新陈代谢，有助于排毒瘦身。

樱桃主要营养成分

1 樱桃主要营养成分有钾、膳食纤维、维生素A、维生素C、铁、磷。其中铁的含量是水果中较高的。

2 鞣花酸、花青素是樱桃所含较特殊的营养素，具有较强的抗氧化能力。

樱桃食疗效果

1 樱桃中的维生素A、维生素C、褪黑素，能美白淡斑、防止黑色素沉着；褪黑素有助睡眠，能提升睡眠质量。晚间适量食用樱桃，有益睡眠，并且能美白。

2 樱桃中的维生素A、维生素C、花青素、鞣花酸、类黄酮素等，都是经证实有效的抗氧化成分。

3 樱桃中的花青素能消炎止痛，尤其针对关节炎、痛风等关节部位的炎症，止痛效果显著。

4 樱桃铁含量丰富，有益造血、改善贫血，是女性生理期的"好朋友"。

樱桃保存、食用方法

1 新鲜樱桃保存时，要注意勿重压，建议冷藏。洗净后尽早食用，以免腐坏。

2 食用罐装樱桃、罐装樱桃汁，需注意添加剂问题，摄取过多易致肥胖。

樱桃饮食宜忌

1 易过敏者需避免食用樱桃，以免出现过敏症状。

2 樱桃性温，上火者不宜食用。

樱桃虾仁沙拉

降胆固醇＋增强免疫力

■ **材料：**
樱桃100克，虾仁60克，莴苣4片，蒜4瓣，辣椒1/2个

■ **调味料：**
水果醋2大匙

■ **做法：**
1. 材料洗净；樱桃去核，切丁；虾仁去肠泥，切丁，汆烫后以冷水冲凉；蒜、辣椒切末，与水果醋调匀成酱汁。
2. 虾仁丁和樱桃丁放入碗中拌匀，铺在莴苣片上，均匀淋上酱汁即可。

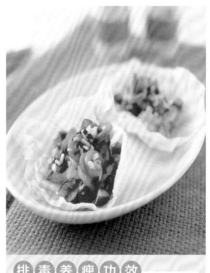

排 毒 养 瘦 功 效

　　虾仁含牛磺酸，有助降低血液中的胆固醇，并增强肝脏的排毒功能；樱桃含丰富的维生素A和维生素C，可增强免疫力。

冰镇水晶樱桃冻

排除毒素＋润泽肌肤

■ **材料：**
樱桃1颗，樱桃汁1杯，明胶粉1大匙

■ **调味料：**
白糖1大匙

■ **做法：**
1. 明胶粉先用1/4杯冷开水冲开，再倒入1杯热开水，使其完全溶解。
2. 白糖和樱桃汁中倒入步骤1的材料，拌匀后倒入果冻模型。待凉，移入冰箱冷藏至定型。
3. 食用前取出果冻模型，倒扣，再摆上洗净的樱桃即可。

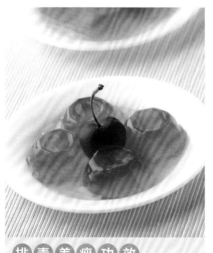

排 毒 养 瘦 功 效

　　樱桃具有抗癌效果，抗癌成分多，包括维生素A、维生素C、花青素、鞣花酸、类黄酮素等，都是有效的抗氧化成分，能排除体内毒素。

樱桃香橙汁

帮助排便＋有益代谢

■ **材料：**
樱桃100克，柳橙1个，柠檬汁2小匙

■ **做法：**
❶ 樱桃洗净，去掉果核与果柄，备用。
❷ 将柳橙去皮，去掉果皮里层的白色部分，去籽切块。
❸ 将樱桃和柳橙块放入果汁机中，加入柠檬汁混合，打成果汁即可。

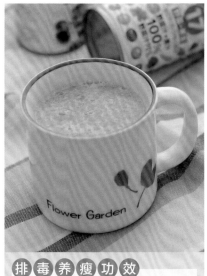

排毒养瘦功效

　　樱桃及柳橙皆富含膳食纤维，能刺激胃肠蠕动，有助排便，减少有毒物质堆积体内。维生素A、维生素C有益新陈代谢。

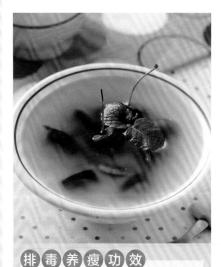

排毒养瘦功效

　　樱桃中的维生素A、维生素C有美白、淡斑、养颜之效，还能对抗自由基。所含的褪黑素有助睡眠，能提升睡眠质量。

粉红樱桃露

改善手脚冰冷＋补血润色

■ **材料：**
樱桃40克

■ **调味料：**
冰糖2小匙

■ **做法：**
❶ 将樱桃洗净，去果核切块后放入锅中，加入适量清水。
❷ 大火煮沸后，转小火，煮至樱桃柔软后，以冰糖调味，再煮5分钟即可。食用时可用洗净的薄荷叶装饰。

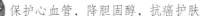

葡萄

排毒有效成分
膳食纤维、花青素、维生素C、类黄酮

食疗功效
防癌
抗氧化

- **别名：** 山葫芦、蒲桃
- **性味：** 性平，味甘、酸
- **营养成分：**
  类黄酮、果胶、膳食纤维、花青素、维生素A、维生素B$_1$、维生素B$_2$、维生素C、钾、铁、磷等

○ **适用者：** 贫血者、孕妇　　✗ **不适用者：** 脾胃虚弱者、胃寒者

🍎 葡萄为什么能排毒养瘦

1 葡萄能保护心血管，避免血管破裂、出血，降低血液中低密度脂蛋白浓度。适量饮用红葡萄酒，可以帮助身体降低低密度脂蛋白。

2 葡萄中的膳食纤维、果胶，能刺激胃肠蠕动，有利于排便顺畅。

3 葡萄可利尿，对保护肾功能有帮助，还能增强身体代谢及排毒的能力。

4 葡萄具抗氧化能力，能清除自由基，特别是帮助皮肤对抗自由基，进而抗癌。

😊 葡萄主要营养成分

1 葡萄含多种矿物质，能帮助清除饮食习惯不良所产生的毒素。

2 葡萄所含的维生素A、维生素C、类黄酮、花青素能抗氧化；果胶、膳食纤维则能润肠通便。

🐷 葡萄食疗效果

1 葡萄的铁含量比一般水果高，并含维生素B$_{12}$，能改善和预防贫血。

2 葡萄所含类黄酮等营养素，据研究在红色葡萄中最多，因此适量饮用红葡萄酒即可摄取。类黄酮是抗氧化物质，能清除体内自由基，防止健康细胞癌变。

3 葡萄中的糖分易被人体吸收，适合用来缓解低血糖症状。

4 葡萄能利尿、消肿，改善怀孕期身体水肿、孕吐等症状。

☀ 葡萄食用方法

1 葡萄从外皮、果肉到葡萄籽，都能食用，营养价值高。葡萄籽的抗氧化力比果肉还强，外皮、籽皆能增强皮肤抵抗力。若无农药残留的顾虑，可整颗食用；或打成果汁喝，营养吸收更好。

2 葡萄干是优良的营养补充品，也是运动员常用的热量补充品。

⚕ 葡萄饮食宜忌

1 葡萄干和糯米同煮粥，葡萄中的叶酸和糯米的铁共同作用，补血效果佳。

2 葡萄热量较高，欲减肥者和糖尿病患者宜注意摄取量。

3 胃寒者宜注意，勿一次性吃太多葡萄。

柳橙

排毒有效成分
膳食纤维、
维生素C、果胶

食疗功效
降胆固醇
预防便秘

- **别名：**香吉士、香橙

- **性味：**性微凉，味酸

- **营养成分：**
  苹果酸、柠檬酸、B族维生素、
  维生素C、钾、钙、镁、膳食纤维等

○ 适用者：便秘者、精神疲惫者　　**✗ 不适用者：**脾胃虚弱者，尤其是胃部不适者

柳橙为什么能排毒养瘦

1 柳橙中的膳食纤维含量丰富，能帮助通肠排便，果胶也有助肠胃排毒。

2 柳橙中的维生素C、胡萝卜素等成分可抗氧化。据研究，高胆固醇者每天饮用适量柳橙汁，能有效排除血管内低密度脂蛋白，持续1个月即可见效。

3 柳橙中的钾含量高，能排除体内过多的钠，可降低血压，促进新陈代谢。

柳橙主要营养成分

1 柳橙的维生素C含量很高，具有抗氧化作用；所含的丰富膳食纤维能够清肠排毒。

2 柳橙中含量较高的营养素，如B族维生素、苹果酸、柠檬酸等有机酸和钾，有助消除疲劳，促进糖类、蛋白质的代谢。

柳橙食疗效果

1 含大量维生素C的柳橙能美白肌肤，B族维生素能消除疲劳、维护神经系统健康、舒缓压力，有助养颜美容。而它的独特香味也有放松心情之效。

2 柳橙的纤维较粗，大量膳食纤维可通肠、促进排便；而果汁能生津解渴、润喉解酒。

3 柳橙能保护心血管健康，其维生素C、钾能促进血液循环。有专家研究，柳橙能降低胆固醇，预防心血管疾病。

4 柳橙能止咳化痰，原本的属性偏凉，而与橘子一样，蒸热后属性改变，能护咽止咳，减轻喉咙不适，对支气管炎有舒缓作用。

柳橙保存、食用方法

1 新鲜柳橙可放于室温保存，保存有效期约1周；食用时，可多吃果肉旁的白色纤维，帮助消化。

2 柳橙打成果汁是最常见的食用方法，蒸食则能止咳。

柳橙饮食宜忌

1 胃部不适者最好少吃柳橙，以免有机酸类物质刺激胃壁。

2 市售柳橙汁常添加大量糖分，减肥者宜注意热量。

橙汁烩鸡块

降低血脂＋帮助排便

■ **材料：**
鸡胸肉150克，柳橙原汁3大匙，芦笋少许，彩椒粒、胡萝卜丝各适量

■ **调味料：**
酱油1大匙，米酒、盐、食用油各少许，柠檬汁、糖各1小匙

■ **做法：**
❶ 鸡胸肉洗净，切块，用除食用油外的所有调味料腌渍约半小时。
❷ 芦笋洗净，切段；彩椒粒、胡萝卜丝洗净。
❸ 用油热锅后，放入步骤❶中的材料快炒，再放入芦笋段、彩椒粒和胡萝卜丝，加入1/3杯水、柳橙原汁拌炒至熟。

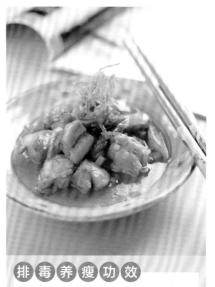

排 毒 养 瘦 功 效
柳橙中的维生素C和膳食纤维，可增强免疫力、淡化黑斑、抗氧化、帮助排便，并加速淀粉与脂肪的代谢。

鲜橙布丁

促肠蠕动＋美白肌肤

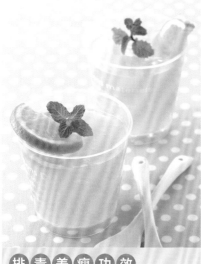

■ **材料：**
柳橙汁1.5杯，柳橙果肉40克，鲜牛奶50毫升，明胶片2片

■ **调味料：**
白糖2大匙

■ **做法：**
❶ 明胶片以水泡软后，挤干水分。
❷ 柳橙汁、柳橙果肉、鲜牛奶、白糖放入锅中煮沸，加明胶片搅拌溶解。
❸ 待凉，倒入布丁模型中，放置冰箱冷藏，待其凝固即可。可以洗净的薄荷叶、柳橙片装饰。

排 毒 养 瘦 功 效
柳橙中的膳食纤维含量丰富，可以促进肠道蠕动；且B族维生素、维生素C的含量亦丰富，能消除疲劳，美白肌肤。

提示 生津止渴，润燥化痰，降低血压

梨子

排毒有效成分
膳食纤维、果胶、维生素B₁、维生素B₂、维生素C

食疗功效
润喉护咽
帮助代谢

- **别名：** 快果、沙梨、果宗、玉乳、蜜父
- **性味：** 性寒，味甘、酸
- **营养成分：**
蛋白质、糖类、维生素B₁、维生素B₂、维生素C、钾、镁、钙、磷、铁、膳食纤维、胡萝卜素等

○ 适用者： 高血压患者、喉咙干哑者、便秘者
✗ 不适用者： 脾胃虚弱者，风寒咳嗽及腹部冷痛者，孕妇

梨子为什么能排毒养瘦

1 梨子含膳食纤维、果胶，对胃肠蠕动帮助大，其中非水溶性膳食纤维，纤维质较粗，更能通肠排便。

2 梨子中的维生素、叶酸、类黄酮可帮助降血压、降胆固醇，降低血液中脂肪含量，减少心血管疾病发生的概率，也降低体内脂肪堆积的概率。

梨子主要营养成分

1 梨子中碳水化合物丰富，包括果糖、蔗糖、葡萄糖。

2 其他营养含量虽低，种类却多，如果胶、苹果酸、柠檬酸及硒、锰等微量元素。

梨子食疗效果

1 《本草纲目》中记载："梨，润肺清心，消痰降火，解疮毒、酒毒。"因为梨子有降火润肺的功效，常被用于解酒毒。生食可解除燥热之气，熟食则能护咽、润肺、滋阴。

2 吃梨子能除燥热、降血压，其所含的维生素、叶酸、类黄酮，可降血压和胆固醇，能缓解失眠多梦及高血压患者的晕眩不适，并稳定情绪。

梨子保存、食用方法

1 梨子因品种不同，可见多种形状、颜色，但效果大多与降火清热有关。若要连外皮一起食用，需留意是否有农药残留。

2 新鲜的梨子宜冷藏保存，保存时间不宜超过1周。可以榨汁生食、也可入药熟食。

梨子饮食宜忌

1 梨子性寒，风寒咳嗽、腹部冷痛的人应谨慎食用；孕妇也不宜多吃。

2 梨子果酸量多，胃酸分泌过多的人不应多吃。

3 梨子不能与螃蟹一起吃，容易引发腹泻，更不宜与碱性药物混食，如小苏打。

百合炖蜜梨

清热降火 + 帮助代谢

■ 材料：
干百合10克，水梨1/2个

■ 调味料：
冰糖1/2大匙

■ 做法：

❶ 干百合洗净，泡发好；水梨洗净去皮、切小块。

❷ 百合与水梨块一起放入锅中，加冰糖，隔水蒸2小时即可。

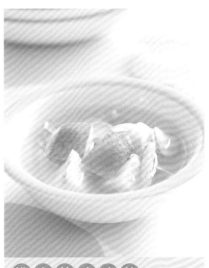

排 毒 养 瘦 功 效

　　水梨的含水量很高，是减肥餐的上佳水果。水梨含有膳食纤维和果胶，能促进肠道蠕动，促进人体代谢。

黄瓜香梨汁

生津润燥 + 降胆固醇

■ 材料：
梨子250克，小黄瓜30克

■ 调味料：
蜂蜜1大匙，柠檬汁2小匙

■ 做法：

❶ 梨子洗净，去皮和核，切块；小黄瓜洗净，切段。

❷ 步骤❶中的材料与蜂蜜和柠檬汁一起放入果汁机中，加1/4杯冷开水，均匀搅打成汁即可。

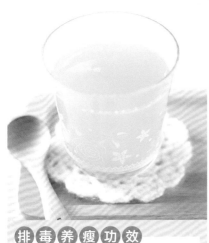

排 毒 养 瘦 功 效

　　梨子能滋阴润肺，含有的果胶能有效降低胆固醇，并可润肠通便，清除肠胃中的毒素。

芒果

排毒有效成分
维生素A、维生素C、膳食纤维、钾

食疗功效
促进代谢
保护心血管

- **别名：** 檬果、蜜望、香盖

- **性味：** 性平，味甘

- **营养成分：**
  蛋白质、β-胡萝卜素、维生素A、维生素C、烟酸、钾、镁、铁、磷、膳食纤维等

○ **适用者：** 易便秘者、用眼过度者

✗ **不适用者：** 内脏溃疡发炎者、风湿病患者、过敏者、胃酸分泌过多者

芒果为什么能排毒养瘦

1 芒果中的维生素C、钾能降低胆固醇，防止动脉硬化，保护心血管。

2 芒果含大量不溶性膳食纤维，可刺激胃肠蠕动，促进消化，避免便秘。

3 芒果中的维生素A、维生素C含量丰富，二者都是强力的抗氧化营养素，可帮助去除体内的自由基，防癌抗老。

芒果主要营养成分

1 芒果的营养相当丰富，主要成分有维生素A、维生素C。其维生素A的含量，在常见水果中高居前列。维生素A的功效有护眼明目、抗氧化等。维生素C则能抗氧化。

2 芒果中另含大量膳食纤维、烟酸及钾、镁、铁、磷等矿物质。

芒果食疗效果

1 芒果的膳食纤维较丰富，能促进胃肠蠕动，预防便秘及结肠癌。

2 芒果的维生素A含量高，具明目护眼功效，适合现代用眼过度的"电脑族"。

3 《本草纲目拾遗》指出，芒果"凡渡海者，食之不呕浪""能益胃气，故能止呕晕"。除了可改善晕船呕吐，芒果对改善孕吐也有效。

芒果保存食用方法

1 芒果以生食居多，一般室温下的保存期限可达10天；未熟的芒果可置于室温下催熟；避免食用未熟果肉。

2 将熟透的果肉外敷于轻微的烧烫伤处，能消炎止痛；芒果核加水煮熟后，其水能清热。

芒果饮食宜忌

1 对芒果过敏者、风湿病患者、内脏溃疡发炎的人，不宜多吃芒果；胃酸分泌过多者也应少吃。

2 未熟的芒果，以中医观点来看，具有一定的毒性。凡对芒果过敏者或不适合多吃芒果者，更应避免吃未成熟的果实。

3 适量的芒果和猕猴桃一起榨成果汁，饮用后，对食欲不振、易感疲劳的人有改善效果。

果香海鲜

纤体瘦身＋保护黏膜

■ 材料：
草虾120克，芒果肉80克，小黄瓜、红甜椒各60克

■ 调味料：
盐、柠檬汁各1小匙，牛奶、米酒、淀粉各2小匙

■ 做法：
1. 草虾去壳、去肠泥，洗净后用盐、米酒和淀粉腌15分钟；小黄瓜洗净切丁；红甜椒洗净去蒂和籽，切丁。
2. 草虾仁汆烫后泡冰水，放凉后捞起沥干；小黄瓜丁以盐抓腌至出水，洗净沥干。
3. 将40克芒果肉和牛奶、柠檬汁放入果汁机中，打成酱汁。
4. 将剩余芒果肉及其余材料盛盘，淋上步骤❸的材料即可。

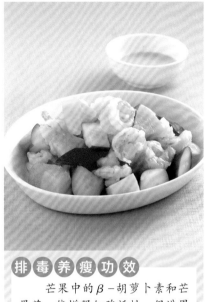

排毒养瘦功效

芒果中的β-胡萝卜素和芒果苷，能增强细胞活性、促进胃肠蠕动，帮助排出代谢废物，改善肠道环境，增强免疫功能。

杏仁芒果炒鸡柳

消炎排毒＋整肠健胃

■ 材料：
芒果150克，杏仁片10克，鸡胸肉50克

■ 调味料：
橄榄油2小匙，酱油1小匙，白糖、米酒各1/2小匙

■ 做法：
1. 芒果去皮和核，切成条状。
2. 鸡胸肉洗净，切条状，加入酱油、白糖、米酒一起拌腌约20分钟。
3. 热锅加橄榄油，放入鸡胸肉条炒熟，续放芒果肉拌炒，盛盘后撒上杏仁片即可。

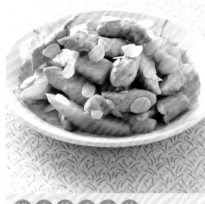

排毒养瘦功效

芒果水分含量丰富，酸甜可口；加上富有粗纤维，可帮助肠道蠕动，促进消化和排泄，更有益于瘦身。

木瓜

排毒有效成分
维生素A、维生素C、钾、镁、番木瓜碱

食疗功效
护肠胃
帮助消化

● **别名：** 番木瓜、番瓜

● **性味：** 性平，味甘

● **营养成分：**
番木瓜碱、果胶、膳食纤维、β-胡萝卜素、维生素A、B族维生素、维生素C、钾、镁、木瓜蛋白酶等

○ **适用者：** 易便秘者、消化不良者、产后哺乳者 ✗ **不适用者：** 过敏体质者

木瓜为什么能排毒养瘦

1 木瓜含有大量水溶性膳食纤维，能吸附肠道内毒素，使毒素随粪便排出体外，预防便秘。

2 因木瓜蛋白酶能分解脂肪，使木瓜成为优良的减肥水果；另含番木瓜碱，能降低血脂，有益心血管健康。

3 木瓜能降胆固醇，有效成分有维生素C、膳食纤维。

木瓜主要营养成分

1 木瓜中营养素含量最丰富的是维生素C，100克果肉即可提供每人每天所需的维生素C。

2 木瓜除酶含量丰富外，还有多种维生素、蛋白质等。

木瓜食疗效果

1 木瓜中的维生素A、胡萝卜素能抗氧化，预防老化；另含多种对养肝有益的成分，如维生素C、木瓜蛋白酶、齐墩果酸、必需氨基酸等。

2 木瓜果肉含有番木瓜碱，可抗菌消炎、降低血脂。

3 木瓜能助消化。木瓜蛋白酶能帮助分解蛋白质、糖类、脂肪，使肠胃的消化、吸收效果更好，是大人、小孩皆宜的肠胃保健水果。

4 木瓜能降低血脂、胆固醇，可防治心血管疾病。食疗有效成分包括膳食纤维、维生素C、番木瓜碱等。

木瓜保存方法

　　未削皮的木瓜宜放置室温下，以报纸包覆，保质期为2～3天；不宜放入冰箱冷藏，否则会导致外皮出现褐斑，也会影响木瓜风味。

木瓜饮食宜忌

1 木瓜能调节激素分泌，产后哺乳者可多食，有助乳汁分泌。

2 木瓜如果吃得过多，其类胡萝卜素将使肤色偏黄，爱美男女食用时需注意勿过量。

3 木瓜含有机酸较多，凡脾胃虚寒、胃酸分泌过多或体质较弱者，应尽量避免食用冰镇过的木瓜或是冰木瓜牛奶，以免造成胃部不适。

柠檬

排毒有效成分
维生素C、柠檬酸、柠檬苦素

食疗功效
促进代谢
增强抵抗力

- **别名：** 檬子、檬果、宜母子
- **性味：** 性平，味酸
- **营养成分：**
  糖类、膳食纤维、烟酸、维生素B₁、
  维生素B₂、维生素C、维生素P、钙、钾、镁等

○ **适用者：** 孕吐者、酒醉者、肾结石患者　　✗ **不适用者：** 肠胃不适者、肠胃溃疡患者

柠檬为什么能排毒养瘦

1 柠檬富含维生素C与柠檬酸，可促进体液循环和排出毒素。适量摄取柠檬，能间接防止体内多余糖类转化成脂肪，并促进肝糖生成、脂肪分解，促进新陈代谢，预防多余脂肪囤积体内。

2 柠檬有柠檬苦素，能抑制肝脏制造某种蛋白质，减少胆固醇的合成，故能抑制胆固醇升高。

柠檬主要营养成分

1 柠檬的维生素C含量与柑橘、柳橙相当，位居蔬果前列。

2 柠檬的酸味来源除了维生素C，还有柠檬酸。它们可促进代谢，能加速疲累废物转化、代谢，使人恢复活力。

柠檬食疗效果

1 柠檬能美白、消除疲劳。柠檬中的维生素C可阻止黑色素沉着，美白皮肤；维生素C与柠檬酸均能消除疲劳物质，使人神采奕奕。

2 柠檬的酸味可以止呕，对于孕吐或其他

呕吐都有效，对孕妇具有安胎功效，故有"宜母子"的美名。

3 柠檬能预防肾结石。据研究，柠檬酸盐能抑制肾结石形成，并溶解已成形的结石，使结石体积缩小。

4 柠檬具有解酒、防止维生素C缺乏症、杀菌、防治风湿病等功效。

柠檬食用方法

1 维生素C在高温下会被破坏，因此生食比熟食佳。想减肥者，可适量饮用柠檬汁、柠檬水。

2 感冒者若想借柠檬加速身体复原，可饮热柠檬水；有痰黏稠者，喝加盐的热柠檬水，能帮助咳出浓痰。

柠檬饮食宜忌

1 柠檬好处虽多，但肠胃不适者、肠胃溃疡者，要注意柠檬酸刺激肠胃的问题，应慎食或避免食用。

2 柠檬含有维生素C，和富含铁的牛肉搭配食用，可提高对铁质的吸收率，有助预防贫血，增强体力，促进生长发育。

橘子

排毒有效成分
维生素A、维生素C、
膳食纤维、果胶

食疗功效
抗癌防老
预防便秘

● **别名**：福橘、朱橘

● **性味**：性寒，味酸

● **营养成分**：
有机酸、果胶、膳食纤维、
维生素A、维生素B$_1$、维生素B$_2$、维生素C、钾、钙、镁、磷、锌等

〇 **适用者**：消化不良者、高血压患者　✕ **不适用者**：风寒咳嗽者、肠胃不适者、胃溃疡患者

橘子为什么能排毒养瘦

1 橘子含有丰富果胶、膳食纤维，能吸附肠道毒素，帮助肠道排毒，减少便秘发生的概率。

2 果胶能促进体内"坏胆固醇"排出，进而预防心血管疾病。

橘子主要营养成分

1 橘子中维生素C含量高，一个中等大小的橘子已能满足成人每日所需维生素C。

2 橘子的维生素A含量高于大多数水果。维生素A兼具抗氧化、抗癌、护眼等功效。

3 丰富的膳食纤维与果胶也是橘子的一大特色，有助肠胃排毒。

橘子食疗效果

1 橘子性寒，有清热止渴的效果。除了因风寒引起的感冒者，生食橘子将助长咳嗽，一般人或热咳（口干、痰浓）者，都能食用橘子来清热止咳。适量食用对改善燥热性疾病也有帮助。

2 橘子含大量维生素A、维生素C，能抗氧化、增强免疫力。维生素C能美白皮肤，避免黑色素沉着，预防皮肤长斑。

3 橘子中的橘皮苷，能增强毛细血管韧性，抗血管硬化、破裂，预防中风。

4 橘子富含柠檬酸，具有抗氧化效果，可抑制癌细胞生长及转移。

橘子食用方法

1 生吃橘子可清热解渴，打成果汁或直接吃果肉皆宜，果肉旁的白色纤维可多食用。

2 橘子皮烤干后称陈皮，有止咳化痰的功效。

橘子饮食宜忌

1 橘子性寒，受风寒引起咳嗽者，不宜食用，以免加重症状。

2 肠胃不适、胃溃疡者，宜少食橘子，更不宜空腹食用。

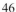

橘醋豆腐

润肺健脾 + 消除疲劳

■ 材料：
嫩豆腐100克

■ 调味料：
橘子汁100毫升，糯米醋1大匙，橄榄油1小匙，黑胡椒粗粒少许

■ 做法：
1. 嫩豆腐切块，备用。
2. 先将橘子汁、糯米醋和橄榄油拌匀，再加黑胡椒粗粒拌匀。
3. 淋到步骤❶中的材料上即可。

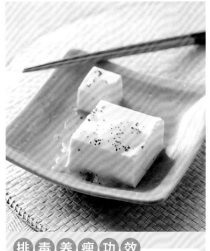

排 毒 养 瘦 功 效
橘子富含维生素C、有机酸，能养颜美容、消除疲劳；豆腐中含有优质蛋白质且热量低，能增加饱腹感，适合爱美的女性。

冰糖橘茶

产生饱腹感 + 控制体重

■ 材料：
橘子1个

■ 调味料：
冰糖2大匙

■ 做法：
1. 取橘子果肉，切片后加入冰糖拌匀。
2. 放入电锅，加2杯水，煮熟后再放2杯水续煮。
3. 重复步骤❷ 3~4次，直到冰糖完全溶化，依个人喜好加开水调匀即可食用。

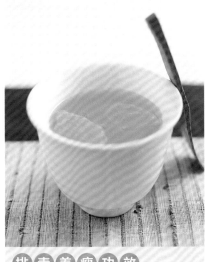

排 毒 养 瘦 功 效
橘子所含的果胶进入胃肠道后，会让人产生饱腹感，令人减少进食，达到控制体重的效果。

苹果

排毒有效成分
膳食纤维、果胶、维生素C、有机酸

食疗功效
调治便秘、腹泻
消脂减肥

● **别名：** 沙果、海棠、花红

● **性味：** 性平，味甘

● **营养成分：**
膳食纤维、果胶、β-胡萝卜素、维生素A、B族维生素、维生素C、鞣酸、铁、磷、钾等

〇 **适用者：** 便秘者、高血压患者　✗ **不适用者：** 肠胃虚寒者、泌尿系统结石患者

苹果为什么能排毒养瘦

1 苹果的果胶含量高，能减少低密度脂蛋白合成，降低血脂，并有助排出肠道内废物；苹果的非水溶性纤维，则能清除肠道中的脂肪等物质，使其随粪便排出体外。据研究显示，苹果能降低体内低密度脂蛋白的含量，并使高密度脂蛋白增加。

2 苹果含苹果酸，能分解体内脂肪，避免过多脂肪存留于体内。

3 "一天一苹果，医生远离我。"这句话在现代生活中不只是一句俗语，苹果丰富的营养、温和不伤肠胃的特质，已使之成为最普及的减肥水果。餐前食用苹果，能降低食欲，间接帮助减肥。

苹果主要营养成分

1 苹果所含的果胶、膳食纤维、有机酸，是其能整肠健胃、排毒瘦身的主要营养素。因为苹果中的这些物质含量高，所以肠胃排毒及消除疲劳的效果比较突出。

2 苹果富含矿物质钾，可排出体内过剩的钠，具有调节血压的功能，有益于高血压患者。

苹果食疗效果

1 苹果中的果胶与非水溶性膳食纤维，能有效降低体内的低密度脂蛋白含量、清净血液，预防高血压等。

2 苹果的膳食纤维能清肠、帮助排便，有机酸能促进消化，鞣酸则可同时改善轻微的腹泻、便秘，并吸附、带走肠胃中的毒素和细菌。

3 苹果所含的黄酮类抗氧化物及多酚类物质，能预防肺癌、改善铅中毒。

4 苹果能使肠道内细菌释放酪酸，抑制肠道内癌细胞的生长，预防大肠癌的发生。

5 中医认为，苹果还有润肺养神、化痰、生津止渴、醒酒等功能。

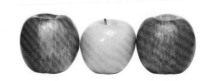

☀ 苹果保存、食用方法

1 若要预防便秘，可空腹吃苹果，还能促进肠道益生菌生长；而脾胃虚寒者，则宜熟食，以免引起腹泻。

2 苹果削皮后，果肉与空气接触会氧化变成褐色。需久置者，可先浸泡盐水。

3 苹果富含果胶，可吸附过多的胆固醇，促进胆固醇代谢；搭配富含维生素E、钾和钠的坚果类，可以维护心血管健康，预防动脉硬化。

4 苹果中能降低胆固醇的营养成分，大多存在果皮中。欲降低胆固醇者，宜洗净后连皮食用。

☎ 苹果饮食宜忌

1 苹果中含大量草酸，泌尿系统结石患者不宜过量食用。

2 再好的食物都不宜食用过量，温和的苹果也不例外。食用过多会导致胸闷、腹胀，应节制用量。

苹果豌豆苗沙拉

减脂瘦身＋代谢毒素

■ 材料：
苹果200克，豌豆苗50克，鲍鱼（真空调味包）50克

■ 调味料：
沙拉酱3小匙

■ 做法：

❶ 苹果洗净削皮，切块；鲍鱼切块，备用。

❷ 将苹果块及鲍鱼块放入碗中，加入沙拉酱拌匀，摆上洗净的豌豆苗即可。

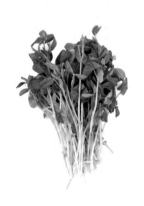

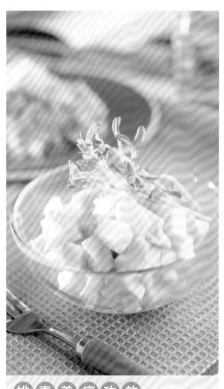

排毒养瘦功效

　　苹果含丰富的膳食纤维，有助于清除肠道废物；搭配低胆固醇的鲍鱼，则有消脂、瘦身、排毒的效果。

酸甜苹果鸡块

清洁肠道＋健脾益胃

■ 材料：
鸡胸肉70克，苹果100克

■ 调味料：
盐、食用油各适量，番茄酱1大匙，白糖、淀粉各1小匙

■ 做法：
❶ 苹果洗净切块，浸泡盐水后，沥干备用。
❷ 鸡胸肉洗净后沥水，用少许盐腌渍后，加入淀粉裹匀，用滚水烫熟。
❸ 用油热锅后，放入步骤❶、步骤❷中的材料，再加入番茄酱与白糖拌炒均匀即可。可以洗净的薄荷叶装饰。

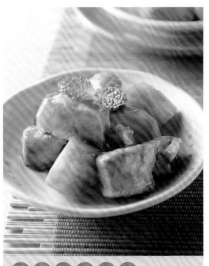

排·毒·养·瘦·功·效

苹果含丰富的果胶，可吸附过多的胆固醇，促进胆固醇代谢，并可清除宿便、清洁肠道，预防便秘和大肠癌。

高纤苹果饭

排毒整肠＋分解脂肪

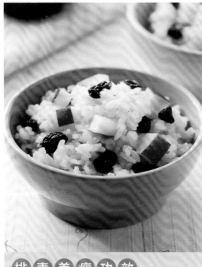

■ 材料：
苹果1个，大米60克，葡萄干25克

■ 调味料：
盐1/4小匙

■ 做法：
❶ 苹果洗净，切小丁。
❷ 将大米、苹果丁、葡萄干和盐拌匀，加适量水，用电锅蒸熟即可。

排·毒·养·瘦·功·效

苹果具有优秀的排毒功效，所含的膳食纤维、果胶、硒和有机酸，有助身体排出毒素；有机酸还能帮助分解体内脂肪。

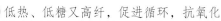

提示 低热、低糖又高纤，促进循环，抗氧化

葡萄柚

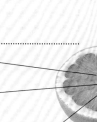

排毒有效成分
膳食纤维、果胶、
维生素A、维生素B$_1$
维生素B$_2$、维生素C

食疗功效
助肠蠕动
降胆固醇

- **别名：**西柚、圆柚
- **性味：**性寒，味酸
- **营养成分：**
  膳食纤维、维生素A、
  维生素C、叶酸、钾、钙、β-胡萝卜素、烟酸等

○ **适用者：**便秘者　✗ **不适用者：**服用心血管药、抗过敏药者，肠胃溃疡患者

葡萄柚为什么能排毒养瘦

1 葡萄柚是一种高纤、低热量、含糖量低的水果，不易致胖，适合减肥。其膳食纤维又能刺激胃肠蠕动，帮助排便。

2 葡萄柚能降低胆固醇。葡萄柚中的维生素C、膳食纤维能降低胆固醇，促进代谢；半乳糖醛酸则能降低血脂，促进循环并排出脂肪。

葡萄柚主要营养成分

1 葡萄柚与柳橙、橘子相同，都属于柑橘类，维生素C含量丰富，每100克中的维生素C含量甚至比柑橘略高。

2 葡萄柚含有大量维生素A、膳食纤维、钾等成分。

葡萄柚食疗效果

1 葡萄柚抗氧化功效很强，有维生素A、维生素C两种抗氧化营养素；在红色、粉红色果肉品种中，还含有β-胡萝卜素，能转化成维生素A并被人体利用，具强力抗氧化效果。

2 葡萄柚中的特殊成分，能使致癌物质转换成易被排除的形态，促进致癌物质排出。

3 葡萄柚能保健心血管，它所含的维生素、生物类黄酮素、膳食纤维、半乳糖醛酸能降胆固醇、脂肪，保护心血管。

葡萄柚食用方法

葡萄柚生食比榨汁有营养，因为其强力的抗氧化成分多存在果肉中，以粉红肉、红肉品种最佳。

葡萄柚饮食宜忌

1 葡萄柚本身对预防心血管疾病有益，但已罹患相关疾病，且正在服用药物者，则需注意与药物的互相作用问题。另外，使用抗过敏药、支气管药、癌症治疗药物的人，也应向医师咨询后再食用。

2 葡萄柚有酸苦味，多食对肠胃有刺激作用，肠胃较弱者、肠胃溃疡患者应慎食。

西瓜

排毒有效成分
钾、水分、
维生素A

食疗功效
清热解毒
调节血压

- **别名：**水瓜、夏瓜、凉瓜
- **性味：**性寒，味甘
- **营养成分：**
  水分、维生素A、维生素C、钾、铁、镁、番茄红素等

○ **适用者：**黄疸患者、肝炎患者、高血压患者
✗ **不适用者：**脾胃虚寒、产后病后体虚者，肾功能不全患者，易腹泻者

🍎 西瓜为什么能排毒养瘦

1 西瓜中90%以上是水分，其他多为糖分。另外从其整体来看，其热量和脂肪含量低，是减肥排毒者的良好水果选择。

2 虽然西瓜含糖量较高，但因为是单糖，加上水分含量也高，糖分不易被吸收，所以不必太过担忧食后发胖。

3 西瓜是减肥者在夏日食用的减肥食物。其大量的水分，不仅能清除夏日暑热，还有饱腹感，能减少食欲，适量食用可以清热排毒。

😊 西瓜主要营养成分

1 西瓜果肉中维生素A含量丰富，高于多数水果，具有护肤、明目、抗氧化之效。

2 西瓜果肉含丰富水分，且含维生素C、钠、钾、镁、磷等营养素。

3 西瓜的瓜皮和瓜子可食，亦含有不少营养成分，瓜皮含维生素C，西瓜子则富含蛋白质和脂肪。

🦷 西瓜食疗效果

1 西瓜有大量水分与钾，能利尿排毒。钾能排除体内多余盐分，加上水分的补充，能促进体内水液循环。

2 西瓜对心血管有益，苷类物质能降低血压，而瓜氨酸、精氨酸等成分，则有助于血管舒张，进而控制血压。

3 西瓜有解酒、养肝的功能，适合黄疸患者、肝炎患者适量食用。

☀ 西瓜食用方法

1 减肥者若担心西瓜糖分较高，可食用红白交接处的翠衣，该处含糖量低，并可入菜，同样具有消暑清热效果。

2 将西瓜果肉打成汁饮用，可以帮助身体代谢，还能美白肌肤。

👒 西瓜饮食宜忌

　　不适宜食用或应少食西瓜者，包括脾胃偏寒者、产后病后体虚者、肾功能不全患者、易腹泻者。

西瓜翠衣排骨汤

消暑解渴＋清火除烦

■ **材料：**
西瓜皮少许，排骨100克

■ **调味料：**
盐适量

■ **做法：**
❶ 排骨洗净氽烫，切块，放入锅中熬煮。
❷ 西瓜皮洗净，切块，加入汤中，以小火炖煮。
❸ 加盐调味即可。

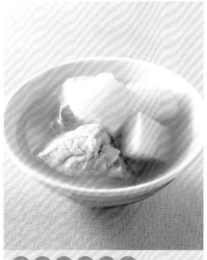

排 毒 养 瘦 功 效

西瓜皮又称翠衣，具有清火解热的效果。所含丰富的膳食纤维，可促进肠道蠕动，加速体内毒素排出。

西瓜银耳甜汤

清热排毒＋利尿消肿

■ **材料：**
西瓜果肉75克，香瓜果肉50克，干银耳30克，芦荟果肉30克

■ **调味料：**
冰糖2小匙

■ **做法：**
❶ 干银耳用温水泡开，洗净，撕小朵；西瓜、香瓜果肉切小块；芦荟果肉切块，氽烫备用。
❷ 2杯水倒入锅中煮滚，加冰糖调味，再加银耳煮5分钟，熄火。
❸ 加西瓜块、香瓜块和芦荟块混匀即可。

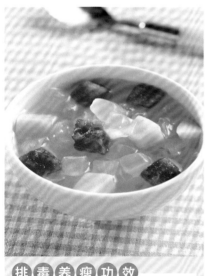

排 毒 养 瘦 功 效

西瓜果肉含水量丰富，所含的钾具有利尿作用，可以消除水肿；其中的维生素和膳食纤维，则能排除人体毒素。

猕猴桃

排毒有效成分
维生素C、
猕猴桃碱

食疗功效
强化代谢
美白抗癌

- **别名：** 奇异果、藤梨、毛梨、猴子梨
- **性味：** 性寒，味甘、酸
- **营养成分：**
  膳食纤维、果胶、钾、
  钙、维生素A、B族维生素、维生素C、维生素E等

○ **适用者：** 便秘者、心血管疾病患者、高脂血症患者
✗ **不适用者：** 肾功能不全患者、易腹泻者、体质偏寒者、肠胃虚寒者

猕猴桃为什么能排毒养瘦

1 猕猴桃的膳食纤维含量高于一般水果，能润肠通便，避免便秘。其含水溶性维生素，能清除肠道中多余脂肪与废物。

2 猕猴桃中的猕猴桃碱，能促进蛋白质分解成氨基酸，利于人体吸收。

3 猕猴桃含有人体必需的氨基酸，能促进肉碱生成，有助于排除体内脂肪。因此长期食用猕猴桃，有消脂的功效。

猕猴桃主要营养成分

1 猕猴桃维生素C含量丰富。1个猕猴桃所含的维生素C，可满足一人一天所需。

2 猕猴桃膳食纤维含量丰富，其中有许多果胶，对肠胃排毒特别有益。另外，钙含量也高，还有其他水果少见的叶酸、胡萝卜素、黄体素等营养成分。

猕猴桃食疗效果

1 猕猴桃含有精氨酸、钙，可以改善失眠。

2 猕猴桃中的维生素C可美白、抗氧化、促进代谢，抗癌功效突出。因维生素C含量多、利用率高，抗癌成效自然较优。维生素C能阻断致癌因子——亚硝酸胺的形成，可预防癌症。

3 猕猴桃能维护心血管健康，含钾、镁、精氨酸等成分，能抑制血管阻塞，可保养心血管，预防高血压。

猕猴桃保存、食用方法

猕猴桃必须软熟才能食用。硬果可放室温下催熟，熟后再冷藏，冷藏时长为2～3周。

猕猴桃饮食宜忌

1 胃溃疡患者宜饭后食用，而体质偏寒者宜少吃。

2 肾功能不全患者或需限制钾食用量的人，食用前皆应向医师咨询。

3 猕猴桃性寒，若是属于易腹泻体质或手脚易冰冷、肠胃虚寒者，则不宜多吃。

酸奶猕猴桃冻

润肠通便＋改善便秘

■ **材料：**

猕猴桃2个，酸奶200毫升

■ **调味料：**

蜂蜜适量

■ **做法：**

❶ 猕猴桃洗净，去皮切丁，放入容器中备用。

❷ 加入酸奶，充分搅拌，再放进冰箱冷冻，凝固后即可。

❸ 食用前，可依个人喜好加入蜂蜜。

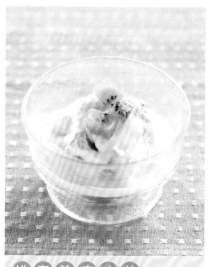

排 毒 养 瘦 功 效

　　猕猴桃中的维生素C，能帮助肠胃消化；搭配富含益生菌的酸奶，更强化其消化功能，促进新陈代谢，利于排出体内毒素。

奶香猕猴桃冰沙

整肠健胃＋美容排毒

■ **材料：**

猕猴桃2个，柳橙3个，牛奶1杯，冰块适量

■ **做法：**

❶ 将猕猴桃洗净，去皮切块；柳橙压成汁，备用。

❷ 将所有材料放入果汁机中，搅拌约25秒后即可。可以洗净的柳橙片和猕猴桃果肉装饰。

排 毒 养 瘦 功 效

　　猕猴桃中所含的膳食纤维，对改善便秘有不错的功效；并可以帮助胃肠蠕动，增强人体免疫力。

龙眼

排毒有效成分
维生素C、胆碱、腺嘌呤

食疗功效
补血抗衰
安神益智

● **别名：** 荔枝奴、桂圆、益智、福肉

● **性味：** 性温，味甘

● **营养成分：**
B族维生素、维生素C、钾、磷、铁、锌

〇 **适用者：** 产妇、思虑过多者、失眠者　✗ **不适用者：** 痛风患者、体质燥热者、有痰者

龙眼为什么能排毒养瘦

1 龙眼的排毒成分很强，是水果类中维生素C含量丰富的一种。丰富的维生素C，令龙眼有很强的代谢毒物效果。

2 龙眼含有多种维生素、矿物质、胆碱、腺嘌呤，能抑制体内胆固醇的合成，防止血脂升高。

龙眼主要营养成分

　　龙眼的维生素C含量尤其丰富，但糖分含量也相当高，欲减肥者需留意。所含的B族维生素与多种矿物质均有助于排毒。

龙眼食疗效果

1 《本草纲目》记载龙眼能"开胃益脾，补虚长智"，能滋补脾脏、补益气血；还能治疗健忘症，功效良多。

2 中医认为，龙眼能安神补心，可治疗神经过敏、思虑过多型失眠。

3 龙眼能补血益气，对体质虚弱的老年人、病后体虚者有很好的滋补效果。虽然龙眼本身含铁量不高，但所含丰富的维生素C能促进铁质的吸收。

4 研究发现，龙眼能抗衰老。人体中有种单氨氧化酶，被认为是人体老化的指标；而龙眼能抑制它的活性，延缓人体衰老。

5 龙眼的维生素C含量高，具有抗氧化、抗癌、增强免疫力、美白肌肤的效果。

龙眼食用方法

　　龙眼非常不耐水，尤其是果蒂，沾过水的龙眼宜尽快食用。

龙眼饮食宜忌

1 痛风患者、体质燥热者、有痰者，不宜吃太多龙眼。

2 因为龙眼的含糖量高，减肥者宜注意摄取量。

3 产妇可适量食用龙眼，临盆前吃龙眼可补气力、补血，产后吃也能补益身体。

龙眼花生汤

抗氧化＋代谢毒素

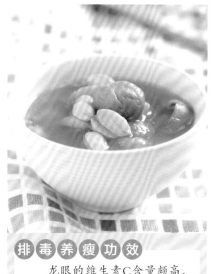

■ **材料：**
龙眼肉15颗，花生仁40克

■ **调味料：**
冰糖2小匙

■ **做法：**
① 所有材料洗净，沥干水，备用。
② 将步骤①中的材料放入锅中，加清水以大火煮滚。
③ 转小火，待花生仁煮软后，加入冰糖搅拌溶化，再煮约2分钟即可。

排 毒 养 瘦 功 效

　　龙眼的维生素C含量颇高，抗氧化功效强，可以对抗有毒物质，避免对身体造成伤害；但龙眼含糖偏高，要注意摄取量，以免引起发胖。

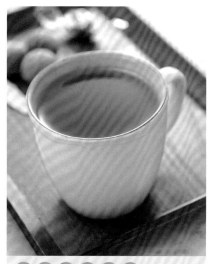

桑葚龙眼茶

补气养身＋清除自由基

■ **材料：**
桑葚、麦冬、枸杞子、龙眼肉各3克

■ **做法：**
① 用水洗净所有材料。
② 将材料放入纱布袋内，再放入杯中。
③ 取适量开水冲入杯中，闷约20分钟即可。

排 毒 养 瘦 功 效

　　龙眼含丰富的维生素C，可清除体内过多的自由基，减少毒素对人体的伤害，还能促进铁质的吸收，使人脸色红润。

菠萝

排毒有效成分
膳食纤维、
菠萝蛋白酶

食疗功效
生津止渴
预防便秘

● **别名**：凤梨、黄梨、旺梨

● **性味**：性平，味酸

● **营养成分**：
膳食纤维、维生素A、B族维生素、
维生素C、钾、锰、钙、镁、磷、铁、锌等

○ **适用者**：肾炎患者、支气管炎患者
✗ **不适用者**：肾病、胃溃疡患者，凝血功能障碍者，皮肤易过敏者

菠萝为什么能排毒养瘦

1 菠萝含膳食纤维，能促进肠道蠕动，避免食物残渣滞留肠道，彻底清理肠道，预防便秘，素有"肠胃清道夫"的美名。

2 菠萝中的菠萝蛋白酶能减轻、消除体内的发炎症状，去除炎症物质，使血液运转顺畅，预防脂肪堆积。

菠萝主要营养成分

菠萝含水分、膳食纤维，并含少量维生素A、B族维生素、维生素C及少量钾、钠、铁、锌等矿物质。

菠萝食疗效果

1 菠萝能促进蛋白质吸收，菠萝含蛋白酶，可促进蛋白质的分解、吸收。饱餐一顿后食用菠萝，可去油解腻。

2 菠萝能消除炎症。一般研究证实，菠萝蛋白酶也能去除发炎部位的组织蛋白、血凝块，能缓解局部水肿及炎症。

3 菠萝果肉中的柠檬酸、B族维生素，具有镇静神经、舒缓压力、缓解疲劳的作用。

菠萝食用方法

1 食用菠萝时宜先去皮、除刺，切片或块后，再浸泡淡盐水20～30分钟，避免生物碱、菠萝蛋白酶等刺激成分引发身体过敏。不喜欢盐水咸味者，可在浸泡后，以冷开水冲净。

2 菠萝热食、入菜也常见，不过蛋白酶在高温下易流失，促进消化的功效将降低，因此，菠萝生食更佳。

菠萝饮食宜忌

1 菠萝的膳食纤维、生物碱、蛋白酶，都有食疗功效，但也具有刺激性。以下人群应避免食用，包括肠胃溃疡患者、凝血功能障碍者及对菠萝过敏者。过敏者需留意，常见过敏症状为喉咙不适，严重者可能休克。

2 皮肤容易过敏者，食用菠萝前要特别留意，以免引发过敏。

菠萝培根沙拉

帮助消化＋保护肠胃

■ **材料：**

菠萝、生菜各200克，培根50克

■ **调味料：**

奶油、橄榄油各1大匙，酒醋1/2大匙，黄芥末酱
2小匙，盐、胡椒各少许

■ **做法：**

❶ 菠萝去皮切片；生菜洗净，撕小片备用。

❷ 热锅煎培根逼油，煎到有些焦即可起锅，放
到生菜上。

❸ 奶油入锅，煎透菠萝片后，放到步骤❷的材
料上。

❹ 将剩余调味料拌匀，淋到步骤❸的材料上
即可。

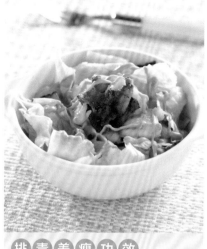

排 毒 养 瘦 功 效

菠萝含对消化有益的酶，
能帮助胃肠蠕动，加速蛋白质消
化，并能消除皮下脂肪，改善肤
质，保护肠胃道内环境。

菠萝葡萄茶

减脂瘦身＋帮助消化

■ **材料：**

菠萝60克，葡萄25克

■ **调味料：**

蜂蜜1大匙

■ **做法：**

❶ 菠萝去皮切块；葡萄洗净，去皮和籽，备用。

❷ 将菠萝块和葡萄放入杯中，倒入滚水冲泡，
闷约5分钟，加蜂蜜拌匀即可。

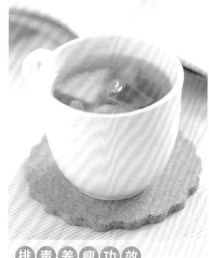

排 毒 养 瘦 功 效

菠萝含帮助蛋白质分解的水
解酶，且含丰富膳食纤维，能促进
胃肠蠕动，加速肠道废物排出，达
到排毒和减脂的双重功效。

香蕉

排毒有效成分
膳食纤维、寡糖、
维生素B₁、维生素C

食疗功效
改善便秘
降血压

- **别名：** 蕉果、蕉子
- **性味：** 性寒，味甘
- **营养成分：**
蛋白质、糖类、果胶、膳食纤维、
维生素A、B族维生素、维生素C、磷、钾、镁、锌等

○ **适用者：** 动脉硬化、高血压患者，便秘者 ✗ **不适用者：** 易腹泻者、肾功能不全患者

香蕉为什么能排毒养瘦

1 香蕉含有果胶，能促进胆固醇排出体外，降低血脂，还含丰富寡糖；寡糖有类似果胶的效果，可加速脂肪排出。

2 香蕉含膳食纤维、果胶，能延长饱腹感，避免减肥中的人感到饥饿；寡糖能增强肠道的排便功能，预防便秘。

香蕉主要营养成分

1 香蕉的钾含量高，钾有助排除体内水分，适量摄取能调节血压、避免水肿。

2 香蕉的烟酸、磷、钾、镁、锌含量都很丰富。

香蕉食疗效果

1 香蕉能修复胃壁，促进胃黏膜生长，增强胃壁的抗酸能力，也能预防胃溃疡。

2 由于香蕉含钾，具调节血压的效果，而类黄酮、烟酸等成分则能促使血管正常扩张，可防治高血压。

3 香蕉中的寡糖，是肠道内益生菌的食物，能增加肠道中益生菌数量、强健肠道、帮助排便，且不被人体吸收，减肥者无须担心发胖。

4 香蕉所含的维生素B₂、柠檬酸，能加强乳酸等疲劳物质的代谢，使人更快地摆脱疲劳感。

香蕉保存、食用方法

1 香蕉果肉在空气中，会因酶催化变成咖啡色。为了维持美观，在果肉上滴上柳橙汁或柠檬汁，可预防变色。

2 香蕉不宜存放于太冷或太热的环境中；适合的存放温度是10~25℃；平时应放置于凉爽处，不宜冷藏。

香蕉饮食宜忌

1 香蕉中钾的含量较高，肾功能不全患者、服用心血管药的患者，食前应先咨询医师，控制食用量。

2 心血管疾病患者空腹时不宜吃香蕉，以免血液中镁、钾含量太高，引发心血管问题。

香蕉布丁

高纤通便＋预防大肠癌

■ 材料：
香蕉1根，吐司3片，牛奶200毫升，鸡蛋4个，鲜奶油100克，葡萄干适量

■ 调味料：
白糖20克，香草精1/4小匙

■ 做法：
1. 吐司去边切块；香蕉去皮切薄片。
2. 锅中加入牛奶、鲜奶油、白糖，以小火煮溶后放凉。
3. 鸡蛋打散，过滤后和步骤2中材料、香草精拌匀，再过滤成布丁液。
4. 将步骤3中的材料倒入杯中，加上步骤1中的材料和葡萄干，一起放入以200℃预热好的烤箱，烤约20分钟即可。

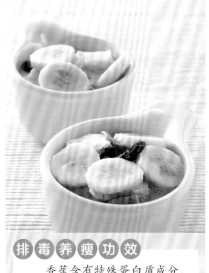

排 毒 养 瘦 功 效

香蕉含有特殊蛋白质成分，可预防细胞突变或癌化。其中的膳食纤维有助肠道蠕动，帮助排毒，预防大肠癌。

香蕉糯米粥

改善便秘＋健胃护肠

■ 材料：
香蕉2根，糯米80克

■ 调味料：
冰糖15克

■ 做法：
1. 香蕉去皮，切小块。
2. 糯米洗净，放入锅中，加入清水熬煮成粥。
3. 煮滚后，放入步骤1中的材料，再加冰糖，以小火煮溶即可。

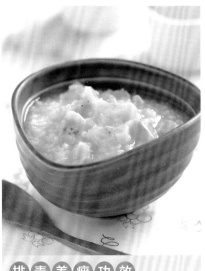

排 毒 养 瘦 功 效

香蕉中的膳食纤维，可以让肠胃保持正常运作，减少胃部不适，帮助排便，预防便秘，也能带来饱腹感。

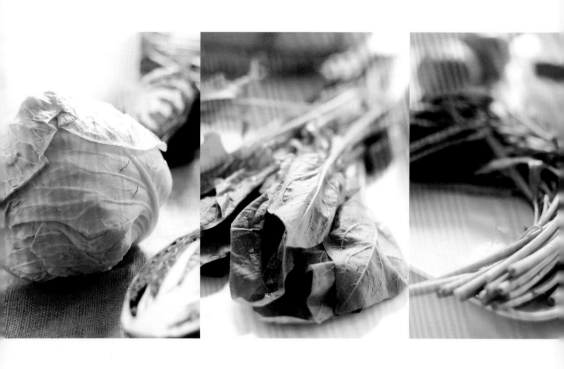

高纤蔬菜类

　　叶菜类蔬菜的热量、脂肪含量本来就低，加上其膳食纤维能清理肠壁，抑制脂肪被小肠吸收，所以具有排毒、减脂的功效。

　　此外，叶菜类蔬菜中的维生素、矿物质，不仅种类多，含量也丰富，能促进人体的新陈代谢；代谢一旦转佳，则可以更快、更有效率地清除废物，不必总是忍饥耐饿。

　　叶菜类蔬菜还能解决扰人的宿便问题，促进胃肠蠕动，预防便秘。因此，高纤蔬菜是排毒菜单中不可或缺的"重要成员"。

红薯叶

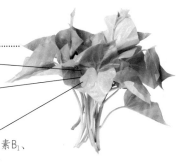

排毒有效成分
膳食纤维、
维生素A、维生素C

食疗功效
抗氧化
预防便秘

- **别名：** 地瓜叶、猪菜、过沟菜
- **性味：** 性平，味甘
- **营养成分：**
  膳食纤维、烟酸、维生素A、维生素B$_1$、
  维生素C、钙、磷、铁、钾、锌等

○ 适用者： 便秘者、心脏病患者　　**✗ 不适用者：** 肾病患者

红薯叶为什么能排毒养瘦

1 红薯叶低热高纤，并含丰富营养，是一种营养丰富、热量又低的食物。

2 红薯叶的膳食纤维含量，比空心菜、上海青、大白菜等蔬菜都高，且其纤维柔软，能发挥良好的清肠排毒功效。

3 膳食纤维带来的饱腹感，也能让减肥一族免于挨饿，又能"享瘦"美味。

红薯叶主要营养成分

1 红薯叶中维生素A含量十分丰富，能护肤、明目、抗癌。

2 红薯叶中，膳食纤维、钾、钙的含量优于大部分绿色蔬菜，其中钾、钠丰富，有利于排除体内多余水分。

红薯叶食疗效果

1 红薯叶富含镁和钙。镁可促进心脏和血管健康，预防心脏病发作，还可促进钙的吸收和代谢，预防钙沉积在组织、血管内，有效预防肾结石和胆结石。两者同时作用时，可以发挥稳定情绪的功效。

2 红薯叶的抗氧化效果被世人肯定，并获得"自由基杀手"的美名。红薯叶含多种抗氧化物质，包括维生素A、维生素C及多酚类，能协同产生很强的排毒功效，因此被认为是"抗癌上佳蔬菜"。

3 红薯叶能防老、预防退化性疾病。红薯叶能有效清除自由基，自由基是导致机体老化、退化的"元凶"，所以红薯叶也能预防老化及退化性疾病，如阿尔茨海默病、心脏病、糖尿病等，也能预防癌症。

红薯叶食用方法

红薯叶料理方式以汆烫最为常见，汆烫也能去除多余草酸，对结石患者有益；也可热炒或打成蔬菜汁饮用。

红薯叶饮食宜忌

1 红薯叶含钾量较高，肾病患者应留意摄取量。

2 红薯叶的茎含有丰富的膳食纤维，可连同叶子一起食用；搭配猪肉等含有维生素B$_1$、蛋白质的食材同食，可更有效地促进体力恢复。

红薯叶味噌汤

健胃整肠＋排除毒素

■ 材料：
红薯叶90克，小鱼干15克，水3杯

■ 调味料：
味噌3大匙

■ 做法：
❶ 材料洗净，红薯叶挑除老叶、粗梗。

❷ 味噌加水拌匀，倒入锅中煮滚，加小鱼干煮3～5分钟。

❸ 放入红薯叶，煮熟即可。

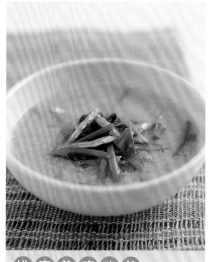

排 毒 养 瘦 功 效

　　红薯叶中的膳食纤维，能促进排便，协助消除顽强的便秘，帮助身体排除囤积的毒素，实现"无毒一身轻"。

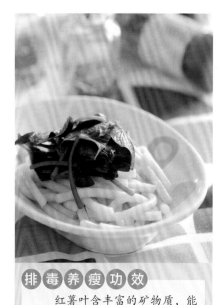

排 毒 养 瘦 功 效

　　红薯叶含丰富的矿物质，能刺激胃肠蠕动，促进排便，避免有害物质残留体内；膳食纤维则能改善消化功能。

红薯叶米苔目

促进排便＋改善消化

■ 材料：
红薯叶150克，米苔目100克

■ 调味料：
低盐酱油1大匙，香油1小匙

■ 做法：
❶ 将红薯叶洗净，去茎切段，和米苔目一起烫熟备用。

❷ 将调味料拌入步骤❶的材料即可。

蒜香红薯叶

保护黏膜＋加强代谢

■ 材料：

红薯叶300克，蒜泥1大匙

■ 调味料：

酱油1大匙，白糖1/2小匙，蚝油、香油各1小匙

■ 做法：

❶ 红薯叶洗净，去老茎、切段，烫熟捞出盛盘。

❷ 调味料混匀，倒入红薯叶和蒜泥中拌匀即可。

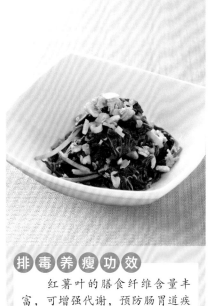

排毒养瘦功效

　　红薯叶的膳食纤维含量丰富，可增强代谢，预防肠胃道疾病；红薯叶中的维生素A，具有保护皮肤黏膜之效。

香油炒红薯叶

消除疲劳＋清毒瘦身

■ 材料：

红薯叶200克，老姜3片

■ 调味料：

香油1/2大匙，酱油1小匙，米酒1小匙

■ 做法：

❶ 红薯叶洗净，去除老茎。

❷ 热油锅，爆香老姜，加红薯叶和2大匙水，加入酱油和米酒拌匀，翻炒至熟即可。

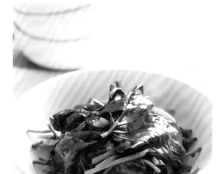

排毒养瘦功效

　　红薯叶含丰富的B族维生素，有助消除疲劳，提升新陈代谢的效率，有益瘦身；膳食纤维能加速清除体内有毒物质。

圆白菜

排毒有效成分
膳食纤维、
维生素C

食疗功效
避免便秘
预防肠胃溃疡

● **别名：** 卷心菜、包菜、
洋白菜、甘蓝

● **性味：** 性平，味甘

● **营养成分：**
膳食纤维、维生素A、维生素B_1、维生素B_2、
维生素C、维生素K、维生素U、钾、钙等

○ **适用者：** 普通人、轻微肠胃溃疡患者　　✗ **不适用者：** 甲状腺功能低下者

圆白菜为什么能排毒养瘦

1 圆白菜低热高纤，又可护肠胃，餐前食用，能增加饱腹感，避免主食的热量摄取过多，甚至有人偶尔将之当作主食。

2 圆白菜的维生素C含量与柑橘类相当，有助提升新陈代谢，减去过多脂肪；而圆白菜方便购得，又易入菜，是易获得又有效的减肥食物。

3 膳食纤维能减少身体对胆固醇的吸收，降低肥胖概率。另外，丙醇二酸成分亦能抑制糖类转化成脂肪。

圆白菜主要营养成分

1 每100克圆白菜中含有约33毫克的维生素C，其含量与柑橘类水果相近。

2 圆白菜中富含维生素U、维生素K。维生素U是修复肠胃溃疡的重要成分，维生素K则可增强机体凝血功能。

3 圆白菜富含膳食纤维，是能帮助肠道蠕动的好食材。

圆白菜食疗效果

1 圆白菜强健肠胃。圆白菜中的维生素U能防治肠胃溃疡，修补受损组织，帮助肠胃新陈代谢。

2 圆白菜能预防胃癌、结肠癌。其中的异硫氰、多酚化合物等成分，能预防癌症。而类黄酮能促进产生苷，也能预防胃癌、结肠癌。

圆白菜清洗、食用方法

1 圆白菜的外叶容易残留农药，清洗时最好摘除外侧的叶子，在水中浸泡5分钟后，再以流动清水清洗。

2 圆白菜耐煮，是火锅料理中的常客。虽然美味，但减肥者应注意火锅料理的高热量问题。

圆白菜饮食宜忌

甲状腺功能低下者，不宜摄取过多圆白菜，否则会抑制身体对碘的吸收，也影响甲状腺素的产生，进而有损身体健康。

可口泡菜

帮助排毒 + 促肠蠕动

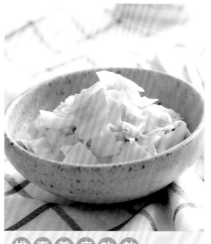

■ **材料：**
圆白菜400克

■ **调味料：**
糯米醋2大匙，盐1小匙

■ **做法：**

❶ 圆白菜洗净切小块，撒上盐拌匀，静置10分钟；出水后洗掉盐分，沥干水，备用。

❷ 将糯米醋加入圆白菜块拌匀，放入冰箱冷藏10分钟后即可。

排 毒 养 瘦 功 效

　　圆白菜中特有的维生素U，可以促进肠胃的新陈代谢；所含丰富的B族维生素、维生素C和膳食纤维，能促进肠道蠕动，帮助排毒。

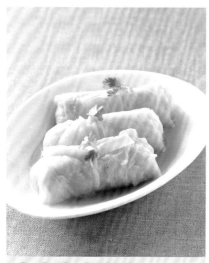

排 毒 养 瘦 功 效

　　圆白菜营养丰富，含有膳食纤维，具有整肠之效，可促进肠道的新陈代谢，去除有害物质，帮助排便。

豆腐圆白菜卷

整肠通便 + 促进代谢

■ **材料：**
鸡碎肉150克，葱2根，圆白菜叶3片，豆腐1块，鸡蛋1个

■ **调味料：**
盐1/4小匙，淀粉1小匙

■ **做法：**

❶ 豆腐压扁去水，圆白菜叶洗净烫熟，葱洗净切末。

❷ 将豆腐、葱末和鸡蛋、鸡碎肉、盐、淀粉搅拌至呈黏稠状，作为内馅。

❸ 摊开圆白菜叶，包入内馅，卷起后用牙签固定；放入蒸锅蒸15分钟至熟即可。食用时可用洗净的香菜装饰。

提示 天然补血剂，活血、消肿、防便秘

红凤菜

排毒有效成分
膳食纤维、
维生素A

食疗功效
补血益气
预防便秘

- **别名：** 红菜、紫背天葵、补血菜

- **性味：** 性凉，味甘

- **营养成分：**
蛋白质、糖类、脂肪、膳食纤维、
维生素A、维生素B₂、维生素C、钙、磷、铁、钾、镁等

○ **适用者：** 贫血者、高血压患者、产妇　✗ **不适用者：** 肾病患者

🍎 红凤菜为什么能排毒养瘦

1 红凤菜是低热食物，不易致胖；又含膳食纤维，有助预防便秘、减少热量摄入。

2 红凤菜含钾量高，能帮助排除多余水分、避免水肿，帮助水液代谢，也让体态看来更轻盈纤瘦。

红凤菜主要营养成分

1 红凤菜的维生素A含量很高，在蔬果中名列前茅。

2 红凤菜的钾、铁、钙含量优于大部分蔬果，且其钾钠和钙镁比例佳，有益人体排除多余水分，帮助钙质吸收。

🐨 红凤菜食疗效果

1 红凤菜又称"补血菜"，不只是因为它的颜色，也因为含有高量铁质，能帮助产后妇女、发育中的女孩、痛经女性补充铁质，促进活血、造血。古人常将红凤菜捣碎，直接敷于伤口上，认为有止血、消炎功效。

2 红凤菜特别有益于发育中的少女，其不

止铁含量高，钙、镁等营养成分也很丰富，是发育中的少女很好的营养来源。

3 红凤菜的维生素A含量很高，具有不错的抗氧化功效，也能护肤、明目。另外，红凤菜中的钾能去除水肿，预防高血压。

☀ 红凤菜保存、食用方法

1 红凤菜清洗后，用半湿的纸包起来，置于冰箱冷藏，可保存3～5天。

2 红凤菜中的维生素A属于脂溶性维生素，热炒最能增强其效果。

3 红凤菜属性偏凉，烹调时可加入蒜、姜，可减缓其凉性。

🏥 红凤菜饮食宜忌

1 肾病者宜注意摄食量，以免摄入过多的钾，影响健康。

2 体质较虚寒者，宜注意摄取量，并避免傍晚后大量食用。

3 香油中的维生素E和红凤菜中的维生素A、维生素C结合，发挥更好的抗癌作用。

红凤菜炒蛋

避免水肿＋有效减重

■ **材料：**
红凤菜300克，鸡蛋2个，蒜4瓣，辣椒1/2个

■ **调味料：**
橄榄油1大匙，盐1小匙，白糖1小匙

■ **做法：**
1. 红凤菜洗净，取叶；蒜切末，辣椒洗净切片，鸡蛋打散。
2. 热锅加1小匙橄榄油，将蛋液炒开，盛盘。
3. 用剩余的油热锅，炒香蒜末、辣椒片，加红凤菜、盐、白糖炒熟，再加入蛋块拌匀即可。

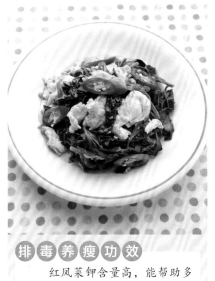

排 毒 养 瘦 功 效

　　红凤菜钾含量高，能帮助多余水分的排出，避免水肿，帮助水液代谢，利于易水肿型肥胖的人食用，协助减重。

清炒红凤菜

补血排毒＋抗氧化

■ **材料：**
红凤菜200克，老姜2片

■ **调味料：**
香油2小匙，盐1/4小匙

■ **做法：**
1. 材料洗净，红凤菜切除老梗；姜片切丝。
2. 香油倒入锅中烧热，爆香姜丝，加入红凤菜和适量水炒熟。
3. 加盐调匀即可。

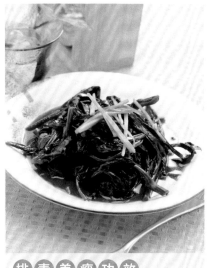

排 毒 养 瘦 功 效

　　红凤菜的维生素A含量高，具抗氧化功能，能减少自由基对身体的伤害；铁质含量也丰富，对贫血患者有助益。

苋菜

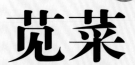

排毒有效成分
膳食纤维、
维生素A、钾

食疗功效
预防便秘
活血健骨

● **别名：** 荇菜、杏菜、茵菜

● **性味：** 性凉，味甘

● **营养成分：**
蛋白质、膳食纤维、
维生素A、维生素C、维生素K、钾、钙、铁等

○ **适用者：** 普通人、成长发育中的儿童、产妇
✗ **不适用者：** 肾功能不全患者、体质偏寒者、易腹泻者、脾虚便溏者

🍎 苋菜为什么能排毒养瘦

1 苋菜富含膳食纤维，且纤维柔软，低热高纤，是通肠排毒的减肥佳蔬。

2 苋菜钾的含量高，能利尿排毒、消除水肿，帮助体内水液代谢，使体态看来更轻盈。

😊 苋菜主要营养成分

1 苋菜的钙、铁、钾含量很高，常被拿来与营养价值高的菠菜比较。

2 苋菜富含维生素A，还含有丰富的膳食纤维。

🐨 苋菜食疗效果

1 苋菜的补血功能不比红凤菜、菠菜差，有优良的活血、补血功能；所含维生素K能促进凝血、活血。人们视苋菜为"补血佳蔬""长寿菜"。

2 苋菜含高量的钙，能强健骨骼与牙齿，又有高含量的赖氨酸，可弥补谷物氨基酸的缺陷，很适合成长中需要大量营养

的幼儿、青少年食用，是促进生长发育的优良食物。

3 苋菜能解毒消炎、消肿利尿，钾可以帮助水液代谢，维生素A、维生素C等是优良抗氧化剂；加上还具有活血功能，让苋菜促进新陈代谢的功效倍受肯定。

☀ 苋菜保存、食用方法

处理苋菜时先切除根部，泡水3~5分钟后以流动清水洗净，放入冰箱冷藏，可保存3~5天；其纤维柔韧，不论生食、凉拌、热炒，还是做成羹汤均可，全家皆宜。

✚ 苋菜饮食宜忌

1 苋菜属性较凉，凡是易腹泻、体质较虚、脾虚便溏的人，食用应谨慎，以免加重不适。

2 烹调苋菜时，可选择搭配含铜量丰富的虾仁、豆腐等食材，以增加对苋菜中铁质的吸收。

凉拌苋菜

预防贫血＋排毒通便

■ **材料：**
苋菜400克，白芝麻20克

■ **调味料：**
醋1大匙，白糖2小匙，低盐酱油1小匙

■ **做法：**
❶ 苋菜洗净，去硬梗、切段，余烫后备用。
❷ 将调味料混合成凉拌酱。
❸ 苋菜段装盘，食用前淋上凉拌酱，撒上白芝麻即可。

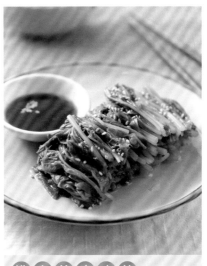

排 毒 养 瘦 功 效

　　苋菜富含膳食纤维，可以促进肠胃道蠕动，能预防和缓解便秘。丰富的铁含量，使苋菜可改善缺铁性贫血，增强抵抗力。

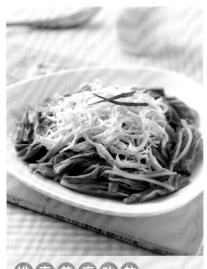

排 毒 养 瘦 功 效

　　苋菜是通肠排毒的减肥佳蔬，钾含量丰富，能利尿排毒、消除水肿，帮助体内水液代谢，使体态看来更轻盈。

香油拌苋菜鸡丝

清热镇静＋保护消化道

■ **材料：**
苋菜300克，姜泥10克，鸡肉丝100克

■ **调味料：**
酱油1小匙，胡椒少许，香油适量

■ **做法：**
❶ 苋菜洗净切段，放入沸水中烫熟捞出；续放鸡肉丝烫熟捞出。
❷ 将姜泥和调味料混合均匀，倒入步骤❶的材料拌匀即可。食用时可用洗净的彩椒丝装饰。

芹菜

排毒有效成分
维生素A、维生素C、钾、膳食纤维

食疗功效
利尿消肿
预防便秘

- **别名：** 旱芹、药芹
- **性味：** 性凉，味甘
- **营养成分：**
  蛋白质、膳食纤维、维生素A、维生素B$_2$、维生素C、烟酸、铁、钾、钙、镁等

○ **适用者：** 普通人、高血压患者
✗ **不适用者：** 肠胃虚弱或溃疡者、肾病患者、体质较寒者、易腹泻者

芹菜为什么能排毒养瘦

1 芹菜所含的膳食纤维，纤维质较粗，对肠胃的刺激较大，清肠效果也更强，具有润肠通便、增强饱腹感、预防便秘等功效；且芹菜的热量相当低，有益于排毒养瘦。

2 芹菜中的钾含量高，能排除体内多余水分，利尿效果优越，能助排尿酸等有毒物质；也能预防组织水肿，使身体更显轻盈。

芹菜主要营养成分

1 芹菜的膳食纤维、钙、钠、钾含量，在蔬菜类中偏高，有少量维生素A、维生素C，具抗氧化功能。

2 芹菜的叶比茎更有营养，不论钙、维生素、蛋白质的含量都比茎要丰富许多。

芹菜食疗效果

1 芹菜的香味中有精油，能镇静情绪；若以热油快炒，更能吸收此成分，强化安神的效果。

2 芹菜也能保养心血管。芹菜含钾及其他多种矿物质，能强化血管韧性、防止其破裂；并促进毛细血管的循环，可降血压、降血脂。

3 芹菜的根茎含有丰富的钾和膳食纤维，有整肠、消除便秘、降低胆固醇和维持血压正常等功效。

芹菜食用方法

芹菜的叶片比茎更有营养，建议一起入菜。不论生食、凉拌、热炒、煮汤，皆宜；而热炒能强化安神效果；榨汁饮用则对糖尿病有效。

芹菜饮食宜忌

1 芹菜性凉，凡体质较寒者、易腹泻者，宜节制食用量。

2 芹菜的纤维较粗，肠胃功能弱或溃疡者，应少食或慎食。

芹菜炒豆干

保护血管+降低血压

■ **材料：**
芹菜100克，豆干4块，蒜3瓣，辣椒1个

■ **调味料：**
橄榄油2小匙，米酒、香油各1小匙，盐、白糖各1/2小匙，水1大匙

■ **做法：**

① 材料洗净，芹菜去硬梗、切小段；豆干切薄片；蒜、辣椒切末。

② 热油锅，炒香蒜末、辣椒末和豆干片。

③ 再加入芹菜段和剩余调味料，翻炒均匀即可。

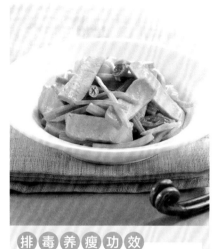

排 毒 养 瘦 功 效

芹菜除了本身的营养价值，其纤维可帮助排便，且其热量很低，非常适合欲控制体重者食用。

芹香红枣茶

高纤降压+排毒抗癌

■ **材料：**
红枣20克，芹菜150克

■ **做法：**

① 芹菜洗净切段。

② 锅中放适量清水，将芹菜段与红枣一起放入，煎煮成茶饮即可。

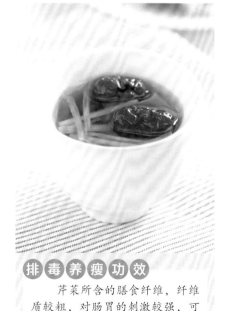

排 毒 养 瘦 功 效

芹菜所含的膳食纤维，纤维质较粗，对肠胃的刺激较强，可帮助顺利排出体内毒素，还有饱腹感，有利于对体重的管理。

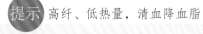

韭菜

排毒有效成分
膳食纤维、维生素A、
钾、硫化物

食疗功效
杀菌通便
固肾壮阳

- **别名：** 壮阳草、长生草、
  扁菜、久菜

- **性味：** 性温，味辛

- **营养成分：**
  蛋白质、膳食纤维、维生素A、B族维生素、维生素C、
  钙、磷、铁、锌等

○ 适用者： 便秘者、阳痿者、贫血者　　**✗ 不适用者：** 眼疾患者、肠胃虚弱者、体质燥热者

🍎 韭菜为什么能排毒养瘦

1 韭菜是低热高纤、富含钾的食物，有利减肥者减少对热量的摄取，增加饱腹感，避免摄取更高热量的食物；钾也能帮助排除体内过多水分，减少水肿的发生，使体态看来更轻盈。

2 韭菜含硫化物成分，能降低血脂，降低肥胖的概率。韭菜的硫化物，可促进血液循环，有助提升代谢率。

⚙ 韭菜主要营养成分

　　韭菜含维生素A、维生素C、维生素E，形成"抗氧化金三角"，其中维生素E含量较高，对心血管健康、延缓衰老特别有益。

🦷 韭菜食疗效果

1 韭菜有个响亮的别名叫"壮阳草"，现代人又称其为"植物性威而钢"，因为它的锌含量较高，所以能补肾壮阳。尤其是籽，有很好的药用价值，一般用来固肾壮阳，治疗男性梦遗、阳痿，还能滋补肝肾等。

2 韭菜可行气活血、化瘀消肿，能促进血液流通。怕冷、血压低的人，吃韭菜能暖胃、帮助血液循环；也能使女性生理期更顺畅。韭菜能外敷，可改善跌打损伤造成的瘀血。将韭菜捣烂后加些酒，外敷于瘀血处即可。

3 韭菜的刺激气味，是挥发性精油成分带来的。挥发油中含硫化物硫化丙烯，能杀菌、提振食欲，并能促进人体的新陈代谢。

4 韭菜也能强化黑色素的功能，可治疗白斑，并可使头发更乌黑亮丽。

5 韭菜能促进产后妇女分泌乳汁，产妇可多吃。

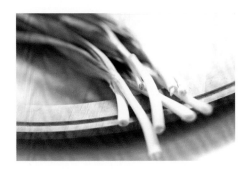

☀ 韭菜保存、食用方法

1 韭菜可入菜、做馅、榨汁等，韭菜盒子、韭菜水饺都是人们熟悉的餐点。韭菜虽不是主食，却是人们生活中不可缺少的重要配料。

2 韭菜宜在洗净之后，以干净纸张包起，放入密封塑料袋，以冰箱冷藏，保存时间是3天左右。

🧑‍⚕️ 韭菜饮食宜忌

1 韭菜基本上是温和的食物，能行气活血、促进肠胃消化，但体质燥热者不宜食用太多，以免上火；体虚体寒者食用，可帮助行气活血，只需注意别一次性食用太多即可。

2 酒后不宜食用韭菜，以免过于燥热；另外，韭菜也不宜与桑葚、蜂蜜、牛肉同食。

韭菜拌核桃

清肠排毒＋抗氧化

■ 材料：
韭菜200克，核桃仁40克

■ 调味料：
白糖2小匙，米酒2小匙，橄榄油2小匙，盐适量

■ 做法：

❶ 韭菜洗净，去根部及老叶，切长段。

❷ 锅中加适量水烧开，放入韭菜段烫熟，捞出，沥干水备用。

❸ 韭菜段放入碗中，加入核桃仁及调味料拌匀即可。

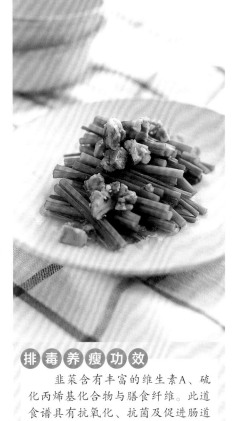

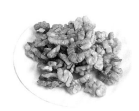

排 毒 养 瘦 功 效

　　韭菜含有丰富的维生素A、硫化丙烯基化合物与膳食纤维。此道食谱具有抗氧化、抗菌及促进肠道蠕动、排除肠道毒素的功效。

韭菜炒墨鱼

通便排毒＋补肾温阳

■ 材料：

韭菜150克，墨鱼70克，蒜3瓣

■ 调味料：

橄榄油、米酒各2小匙，盐1/2小匙

■ 做法：

① 韭菜洗净，切段；蒜切末。

② 墨鱼切成条状，用滚水略烫。

③ 热油锅，炒香蒜末，加墨鱼条、韭菜段、米酒和盐，以大火炒熟即可。食用时可用洗净的彩椒丝装饰。

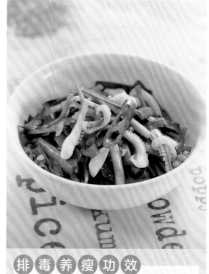

排毒养瘦功效

韭菜特有的硫化基成分，可促进消化酶的分泌，进而增进食欲；怕冷且血压偏低者，吃韭菜可暖胃，并帮助排出毒素。

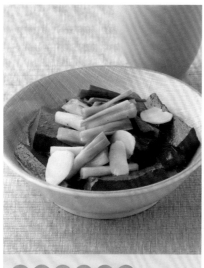

排毒养瘦功效

韭菜中的膳食纤维，可帮助胃肠正常蠕动，利于消化和排便，并可预防便秘和大肠癌。

韭香猪血

帮助消化＋排除毒素

■ 材料：

韭菜120克，蒜2瓣，猪血块100克

■ 调味料：

橄榄油2小匙，盐1/4小匙，酱油1小匙

■ 做法：

① 材料洗净。猪血块切成条状；韭菜切小段；蒜切片。

② 热油锅，爆香蒜片，加入韭菜段炒香，再加猪血条、盐和酱油炒匀。

③ 盖锅盖，转中火焖3分钟，熄火起锅即可。

明日叶

排毒有效成分
膳食纤维、钾、
维生素A、维生素C

食疗功效
改善便秘
促进代谢

● **别名：**咸草、长寿草、还阳草

● **性味：**性平，味甘

● **营养成分：**
蛋白质、膳食纤维、β-胡萝卜素、
维生素A、B族维生素、维生素C、钙、铁、钾、锗等

○ **适用者：**皮肤病、肠胃病患者　✗ **不适用者：**肾病患者、体质虚弱者

明日叶为什么能排毒养瘦

1 明日叶低热量、高膳食纤维，是有益减肥的蔬菜；加上含钾、类黄酮素，能促进新陈代谢，适量食用，可以利尿、排除多余水分。

2 明日叶中的维生素种类多，含量也相当丰富，能促进新陈代谢。有能抗氧化的维生素A、维生素C，对心血管有益的维生素B_2、维生素B_{12}及能降血压的多酚化合物等。这些物质都是可以排毒、促进代谢的有效成分。

明日叶主要营养成分

明日叶中，维生素A、维生素C含量高；膳食纤维、钾、锗比大部分蔬菜丰富，堪称高纤、高营养的蔬菜。

明日叶食疗效果

1 明日叶含有多种能活血、保护血管的成分，包括维生素B_{12}、铁、叶酸等，其中维生素B_{12}能预防恶性贫血。因此，食用明日叶能改善贫血、降血压。

2 明日叶中含有特殊成分有机锗。这种成分被认为能防治癌症、增强免疫力及预防动脉硬化。

明日叶食用方法

明日叶的根、茎、叶都能食用，要完整摄取其丰富的矿物质、维生素，最好生食。不过其茎味道较苦，烫过再吃，风味较佳；根部含大量纤维质，是营养丰富的凉拌菜。

明日叶饮食宜忌

1 明日叶与芹菜一样有较刺激的味道，因此体质弱者不宜多食；另外，因为其钾含量高，肾病患者也应留意食用量。

2 明日叶含丰富的β-胡萝卜素、维生素C，搭配海鲜、南瓜等含有丰富维生素E的食物，可以预防癌症。

菠菜

排毒有效成分
膳食纤维、钾、维生素A、胡萝卜素

食疗功效
预防贫血
润肠通便

- **别名：** 菠菱菜、飞龙菜、红根菜

- **性味：** 性凉，味甘

- **营养成分：**
  膳食纤维、β-胡萝卜素、叶酸、维生素A、维生素B$_1$、维生素C、维生素D、维生素K、钙、铁、钾、磷、铜、锰等

○ **适用者：** 便秘者、孕妇、贫血者　　✗ **不适用者：** 结石患者、肠胃较弱者、腹泻者

菠菜为什么能排毒养瘦

1 菠菜的膳食纤维含量多，热量也低，是能排毒的良好食物。

2 菠菜中钾的含量高，可以减少体内水分滞留，能利尿、避免水肿。

3 菠菜中有含一种酶，可刺激胰腺分泌消化液，帮助消化；还有助于润滑肠道，使粪便加速排出，避免在肠道中停留太久，预防便秘。

菠菜主要营养成分

1 菠菜中的维生素A、铁含量比大部分蔬菜高，具有抗氧化、补血等功能；另含有维生素C、维生素D、维生素K、草酸、叶酸等。

2 有些人烹调菠菜时，会将根部去掉，但其实其根部含铜、锰等营养成分。

菠菜食疗效果

1 菠菜可以补血、预防贫血。菠菜含有造血的原料铁，铁含量比很多蔬菜都高；又有维生素C能促进铁质的吸收，因此菠菜是补血佳蔬。

2 菠菜对心血管有益，能降血压、降血糖。菠菜含大量β-胡萝卜素、铬，能控制血糖，也能减轻血管硬化的情况；膳食纤维及矿物质能帮助控制血压。

3 菠菜含维生素A、B族维生素、β-胡萝卜素，能预防夜盲症、口角炎、皮肤炎。

菠菜食用方法

1 菠菜打成汁饮用，对夜盲症的调理效果佳；若以热油快炒，则有利于β-胡萝卜素的吸收。

2 菠菜先烫过，再炒或凉拌，能去除大部分草酸。

菠菜饮食宜忌

1 菠菜含钙质与草酸，容易形成草酸钙，结石患者应避免食用菠菜。

2 菠菜应避免与杏仁、可可、坚果类、茶类等含草酸盐的食物同食，以免提高结石形成的概率。

3 菠菜性凉，常腹泻者或肠胃较弱者，不宜食用过多。

蒜香菠菜

调理肠胃＋增强抵抗力

■ 材料：
菠菜400克，蒜1头

■ 调味料：
酱油、盐各1小匙，香油适量

■ 做法：
❶ 菠菜洗净，去掉根部，切长段；蒜洗净，切碎，备用。
❷ 热锅加水，水滚后将菠菜段烫熟捞起，沥干水盛盘备用。
❸ 将调味料和蒜碎拌匀，淋到菠菜段上即可。

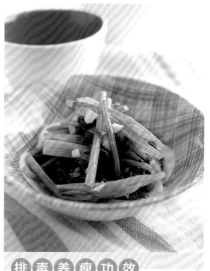

排毒养瘦功效

菠菜营养丰富，能增强抵抗力、补血抗老；此外，其所含的膳食纤维，具有调理肠胃、预防大肠癌的功效。

菠菜炒蛋

改善便秘＋帮助减重

■ 材料：
鸡蛋1个，菠菜60克

■ 调味料：
盐1小匙，香油适量

■ 做法：
❶ 菠菜洗净，切成小段。
❷ 鸡蛋打散，蛋汁打入油锅中炒成蛋块。
❸ 将菠菜段放入蛋块一起拌炒，加盐调味即可盛盘。

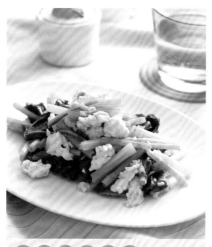

排毒养瘦功效

菠菜富含铁质，能促进血液循环；所含的β-胡萝卜素和维生素A，可发挥保护肠胃黏膜的作用；还能改善便秘，帮助减重。

空心菜

排毒有效成分
膳食纤维、
维生素A、钾

食疗功效
降血压
清热凉血

- **别名：** 无心菜、通心菜、蕹菜、应菜

- **性味：** 性寒，味甘

- **营养成分：**
  β-胡萝卜素、膳食纤维、
  维生素A、维生素B₂、维生素C、烟酸、钙、铁、钾等

○ **适用者：** 高血压患者、产妇　✗ **不适用者：** 脾胃虚寒者、血压低者、尿毒症患者

空心菜为什么能排毒养瘦

1 空心菜是低热食物，又含膳食纤维、果胶，能增加饱腹感，减少对热量的摄取，并帮助排便，预防便秘。

2 空心菜含钾量高，能帮助排除体内多余水分、避免水肿，使身体看起来苗条。

3 空心菜的维生素C、烟酸能帮助胆固醇、甘油三酯的代谢，将血脂顺利排出体外。

空心菜主要营养成分

1 空心菜富含维生素A、维生素C和钾，有排除多余水分、抗氧化等效果。

2 空心菜的膳食纤维也很高，尤其是粗纤维含量不逊于其他蔬菜，能刺激胃肠蠕动；其蛋白质含量也很丰富。

空心菜食疗效果

1 空心菜中的膳食纤维，包含纤维素、木质素与果胶。木质素能提升巨噬细胞吞噬细菌的能力；果胶则能吸附毒素，并将其排出体外。所以，空心菜有杀菌消炎、增强抵抗力的功效。

2 空心菜含有钾、氯等调节酸碱平衡的元素，能调整肠道内环境，保持肠道内菌群平衡，具有清理肠道、预防癌症的功效。

空心菜保存方法

空心菜的保存期并不长，最好现买现吃，不要冷藏太久。若食用前已有枯萎失水的状况，可泡入水中半小时，以恢复保水度。

空心菜饮食宜忌

1 服用药物前后不宜食用空心菜，因空心菜对某些药性有抑制效果，使药性减弱。

2 空心菜含钾量较高，可帮助降血压，但血压低者和尿毒症患者不宜吃。

辣炒空心菜

通肠清毒 + 利尿消肿

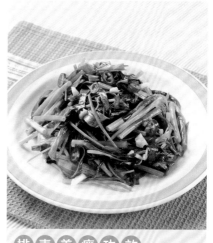

■ **材料:**
空心菜200克，蒜3瓣，辣椒1个

■ **调味料:**
橄榄油1小匙，盐、酱油各1/2小匙

■ **做法:**

❶ 空心菜洗净，切成段状；蒜洗净，拍压后切片；辣椒洗净切圈。

❷ 热锅加油，爆香蒜片，再放入空心菜段和辣椒圈快炒。

❸ 加入酱油和盐调味即可。

排 毒 养 瘦 功 效

　　空心菜含有木质素，能提升巨噬细胞吞噬细菌的能力。膳食纤维可通肠清毒，且热量又低，正在进行体重管理的人可以适量食用。

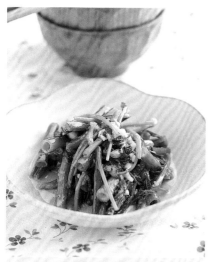

排 毒 养 瘦 功 效

　　空心菜含有丰富的膳食纤维、果胶，除了能增加饱腹感，减少热量摄取，还能帮助排便，预防便秘。

腐乳空心菜

增强饱腹感 + 清除毒素

■ **材料:**
空心菜200克，蒜3瓣

■ **调味料:**
豆腐乳1/2大匙，白糖1/5小匙，橄榄油2小匙，米酒1/3小匙

■ **做法:**

❶ 空心菜洗净，切段；蒜洗净，拍碎。

❷ 热油锅，爆香蒜碎，加入豆腐乳、米酒和白糖略炒，再加空心菜段和1大匙水，炒熟即可。

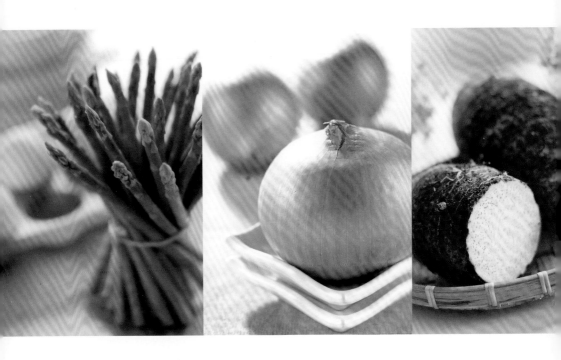

元气根茎类

　　红薯、山药、芋头、莲藕及土豆含有淀粉，能替代米饭作为主食，其热量比米饭低，且清肠效果良好。换言之，这类主食预防肥胖的效果，也比米饭佳。

　　它们含有特殊的黏液蛋白，这是一种含有糖基的蛋白质，兼具预防肥胖、健胃整肠的功效。

　　芦笋、牛蒡、洋葱、胡萝卜均低热，是抗氧化能力强、营养价值高的食物；并且与绿色蔬菜一样，能清洁肠道、降低胆固醇。

红薯

排毒有效成分
膳食纤维、蛋白质、
维生素A、维生素C

食疗功效
健胃整肠
保养心血管

● **别名：** 地瓜、甘薯、甜薯

● **性味：** 性平，味甘

● **营养成分：**
膳食纤维、糖类、果胶、
维生素A、维生素B₁、维生素B₂、维生素C、钾、钙、磷、铜等

○ **适用者：** 便秘者、夜盲症患者　✗ **不适用者：** 易胀气者、肠胃溃疡者、胃酸分泌过多者

红薯为什么能排毒养瘦

1 红薯所含黏液蛋白，能包覆低密度胆固醇，并将其排出体外；还能减少身体对胆汁酸的吸收，间接降低血脂。

2 红薯营养丰富，可替代米饭，当作减肥期的主食或排毒餐，不仅能产生饱腹感，还能排毒。

红薯主要营养成分

红薯的维生素A含量较多，有很好的抗氧化效果。另外，钾与膳食纤维含量也不低。在薯类中，其维生素C含量算是很高的。

红薯食疗效果

1 红薯清洁肠胃的功效颇佳，它所含的维生素C能被人体充分吸收，发挥抗氧化的效果。红薯的淀粉质高，维生素C被包覆其中，经高温也不易被破坏，清洁肠道的效果也就更好。

2 红薯中也有膳食纤维和果胶，能吸附肠道的毒物，润滑肠道、帮助排便。

3 红薯本身抗氧化功效强，且含有的胡萝卜素是制造维生素A的原料，具有保护皮肤、眼睛，抗氧化等功效，也能防治夜盲症。

4 红薯中所含的钾，能帮助身体排除多余水分，因此可改善高血压。

红薯保存、食用方法

1 红薯不宜放入冰箱，应放在室内的阴凉处，保存期可长达1个月。

2 红薯外皮的膳食纤维含量高，又有能帮助分解淀粉的酶，能预防胀气，因此适宜连皮一起烹调食用。

红薯饮食宜忌

1 与淀粉类食物相比，红薯的热量不算高，且富含膳食纤维和果胶，容易有饱腹感，欲减肥者可斟酌食用。

2 红薯会刺激胃酸分泌，容易产生较多二氧化碳，引发胀气。凡容易胀气者、胃酸分泌过多者、肠胃溃疡者，食用时需谨慎。

养生红薯糙米饭

增加饱腹感＋稳定情绪

■ 材料：
糙米120克，红薯80克，水2杯

■ 做法：
❶ 红薯洗净，去皮切小块；糙米洗净，取锅加水，浸泡30分钟。

❷ 将红薯块放入锅中，用电锅蒸熟，再闷10～15分钟即可。

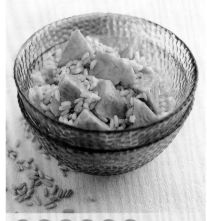

排 毒 养 瘦 功 效
红薯中丰富的水溶性膳食纤维，可降低血中低密度胆固醇的浓度；搭配热量较低又易有饱腹感的糙米，很适合减重者食用。

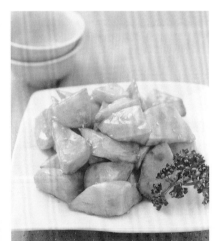

排 毒 养 瘦 功 效
红薯含有丰富的膳食纤维，可促进胃肠蠕动，减少有毒物质在体内堆积。红薯还可促进胆固醇的排出，降低血中胆固醇浓度。

蜜汁红薯

缓解便秘＋促肠蠕动

■ 材料：
红薯200克，水200毫升

■ 调味料：
冰糖、蜂蜜各适量

■ 做法：
❶ 红薯洗净去皮，切大块。

❷ 在锅中放入清水，放进冰糖使其溶化，再放入红薯块与蜂蜜。

❸ 水烧开后，去掉浮在水面的泡沫，再以小火慢煮。

❹ 等到汤汁煮至变得黏稠时即可。可依个人喜爱撒入适量白芝麻，也可以洗净的欧芹摆盘。

红薯圆甜汤

帮助排毒 + 滋润肠道

■ **材料：**
熟红薯50克，红薯粉10克

■ **调味料：**
白糖3小匙，淀粉40克

■ **做法：**

❶ 熟红薯去皮，捣成泥状；红薯粉、淀粉、2小匙白糖过筛。

❷ 将步骤❶中的所有材料混匀，揉搓成球状。

❸ 在锅中加入清水煮滚，放入红薯球煮熟，再加入剩余白糖调味即成。

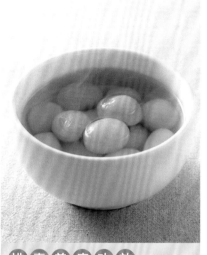

排毒养瘦功效

红薯中的黏蛋白多糖体物质，能保持血管弹性，预防动脉血管硬化；并可滋润肠道，帮助排便，促进人体排毒。

红薯红豆汤

调理肠胃 + 清热解毒

■ **材料：**
红薯200克，红豆20克，黑豆10克

■ **调味料：**
红糖2大匙

■ **做法：**

❶ 红薯洗净去皮，切大块；红豆、黑豆均洗净，用水泡1小时，备用。

❷ 将红豆、黑豆和水放入电锅内锅，外锅加3杯水，蒸煮30分钟后，再加入红薯、600毫升的水续煮20分钟。

❸ 加入调味料和100毫升水拌匀后，续煮10分钟即可。

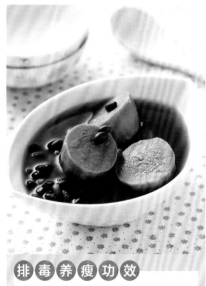

排毒养瘦功效

红薯能刺激肠道蠕动，预防便秘。此外，红薯中所含的高量钾离子，能清除体内的低密度胆固醇，促进排毒。

土豆

排毒有效成分
维生素C、钾、
膳食纤维

食疗功效
健胃整肠
降低血压

● **别名：** 洋芋、洋红薯

● **性味：** 性平，味甘

● **营养成分：**
膳食纤维、糖类、脂肪、蛋白质、
B族维生素、维生素C、钙、铁、钾、磷、镁等

○ **适用者：** 便秘者、肠胃不佳者、湿疹患者、腮腺炎患者　✕ **不适用者：** 肾病患者

🍎 土豆为什么能排毒养瘦

1 土豆是一种热量低、脂肪低，又富含膳食纤维的高淀粉食物，是减肥者的主食好选择。

2 土豆中的维生素C不易在高温中流失，特别具有清洁肠腔的效果，也能清除血液中的胆固醇，降低血脂。

😊 土豆主要营养成分

土豆的营养完整，含丰富蛋白质、膳食纤维、维生素B_6、维生素C及钾。与淀粉类食材相比，是较丰富的营养素。其中，蛋白质是优质的完全蛋白质，而维生素C的含量也很高。

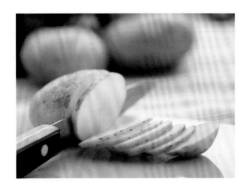

🐻 土豆食疗效果

1 土豆能调治胃溃疡，其淀粉有护胃功效，能缓解胃溃疡症状；含维生素B_6，能增加肠道中益生菌的数量，可滋润肠道，具有健胃整肠的功效，甚至在肠胃虚弱时也能食用，有助调养肠胃。

2 土豆所含的钾、维生素C含量皆丰富，能预防高血压、动脉硬化，降低中风的可能性。

3 经常外食、少吃蔬果的人，可以把土豆当主食来补充维生素C，避免罹患维生素C缺乏症。

☀ 土豆保存、食用方法

1 土豆宜保存在无阳光直射之处，亦可冷藏。

2 土豆的皮营养丰富，尤其是钾与维生素C，烹调时可连皮一同入菜。

🏮 土豆饮食宜忌

土豆变质或发芽后，会转为绿色，所含的龙葵素大幅增加，误食后易中毒。因此，发芽的土豆不宜再食。

焗烤西红柿镶薯泥

排毒抗癌＋调整肠胃

■ **材料：**
西红柿2个，土豆1个，洋葱丁少许

■ **调味料：**
乳酪丝、欧芹各适量

■ **做法：**

❶ 土豆去皮洗净切片；西红柿洗净，以刀尖在蒂头下1/4处切开，挖出果肉，作为西红柿盅备用；西红柿果肉搅碎，加入少许盐拌成酱汁备用。

❷ 土豆蒸熟，捣成泥，与洋葱丁拌匀，填入西红柿盅内略压一下，撒上乳酪丝，移入烤箱以180℃烤8分钟。

❸ 取出，撒上切碎的欧芹末，食用时淋上西红柿酱汁即可。可以洗净的豆苗装饰。

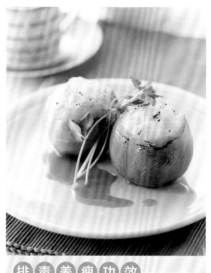

排毒养瘦功效

土豆含丰富的B族维生素，能有效恢复体力、预防感冒；其所含的维生素C和钾，可调整肠胃、促进排毒、预防便秘。

塔香土豆

消除水肿＋帮助瘦身

■ **材料：**
土豆500克，罗勒碎200克

■ **调味料：**
橄榄油、海盐、胡椒、意大利香料各适量

■ **做法：**

❶ 土豆洗净，放入热水中煮到稍软，沥干水，对切备用。

❷ 将土豆块放入容器中，均匀地加少许橄榄油（另备），再将调味料和罗勒碎均匀撒在每颗土豆上，置于耐热烤盘上。

❸ 放入220℃的烤箱中，烤40分钟，待土豆表皮呈金黄色即可。

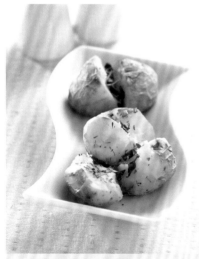

排毒养瘦功效

土豆含丰富的钾，能避免多余水分滞留体内。对于常因水肿而无法控制体重的人来说，是非常有帮助的食物。

芦笋

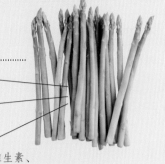

排毒有效成分
蛋白质、芦笋皂苷、膳食纤维

食疗功效
补血抗癌
预防便秘

- **别名：** 笋尖、文山竹、石刁柏
- **性味：** 性寒，味甘
- **营养成分：**
  蛋白质、膳食纤维、维生素A、B族维生素、维生素C、维生素E、钙、磷、锌、钾、硒等

○ **适用者：** 孕妇、心血管病患者　✗ **不适用者：** 痛风患者、泌尿系统结石患者

芦笋为什么能排毒养瘦

1 芦笋高纤低脂，又有质地较粗的膳食纤维，对减肥者来说是优良蔬菜；而其维生素、氨基酸、微量元素种类丰富、功效佳，能使营养更均衡。

2 芦笋中有些成分，如芦笋皂苷、芸香素，能降低血脂、促进心血管健康；并能增加血管弹性、减少胆固醇吸收，既能预防肥胖，又能预防心血管疾病。

芦笋主要营养成分

1 芦笋蛋白质含量丰富，有8种是对人体很珍贵的必需氨基酸。

2 芦笋中的芸香素、槲皮素、花青素等成分，有很强的抗氧化能力。

3 绿芦笋的维生素A效力又比白芦笋高，有更强的抗氧化效果。

芦笋食疗效果

1 芦笋所含的维生素、矿物质种类丰富，被视为一种优良的保健、抗癌蔬菜。一般认为长期食用，对膀胱癌、淋巴结癌、皮肤癌、肺癌及肾结石有一定的疗效。

2 芦笋含丰富叶酸，适合孕妇食用，因孕妇适当摄取叶酸，能预防胎儿畸形。另外，芦笋的铁含量也多，所含维生素C能促进铁质吸收。

3 芦笋的天冬酰胺酸，能参与体内氮的代谢，可消除疲劳。

4 芦笋中的硒能活化免疫系统，提高免疫力，增强谷胱甘肽过氧化物酶的活性，增加机体对自由基的排出。

5 摄取芦笋，可补充维生素A，有维持眼部、上皮细胞黏膜健康之效。

芦笋食用方法

1 芦笋中的叶酸、维生素C久煮易流失，若能以热水烫过，再淋酱食用，最能保留其营养价值。

2 芦笋的纤维较粗，生吃易伤肠胃，宜煮熟再食用。

芦笋饮食宜忌

　　因嘌呤含量较高，痛风患者不宜多食芦笋，以免使体内的尿酸增加，造成身体不适。

金针菇炒芦笋

高纤低热＋促进代谢

■ 材料：
芦笋300克，黑木耳50克，红甜椒50克，金针菇50克

■ 调味料：
盐、香油、黑胡椒各1小匙，米酒1大匙

■ 做法：
❶ 芦笋洗净，切段，余烫后捞起备用。

❷ 红甜椒洗净，去籽切丝；黑木耳洗净切丝；金针菇洗净切段，备用。

❸ 热油锅，倒入步骤❷的材料炒熟，加入芦笋段与剩余调味料炒匀即可。

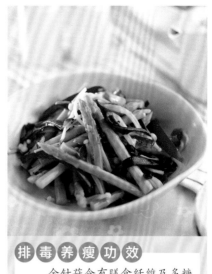

排 毒 养 瘦 功 效

　　金针菇含有膳食纤维及多糖体，对加速肠道有毒物质的排泄有显著功效；芦笋的膳食纤维，能帮助去除肠胃道中的废物。

清炒芦笋百合

润肺止咳＋抗氧化

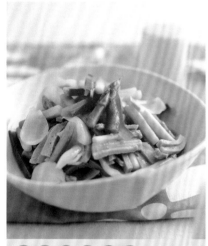

排 毒 养 瘦 功 效

　　芦笋、彩椒皆含维生素A，具有抗氧化及促进血液循环的功效；而所含的膳食纤维，可以帮助维持肠道健康，排除体内毒素。

■ 材料：
芦笋150克，新鲜百合35克，红甜椒40克，素火腿50克

■ 调味料：
盐1/4小匙，食用油适量

■ 做法：
❶ 芦笋洗净，余烫后切段；百合瓣片洗净后余烫；素火腿和红甜椒均洗净，切丝。

❷ 热油锅，放入素火腿丝略炒，再加芦笋段、百合片、红甜椒丝和盐炒匀即可。

洋葱

排毒有效成分
膳食纤维、槲皮素、硫化合物

食疗功效
降血脂　降血压
代谢毒素

● **别名：** 洋葱头、胡葱、玉葱

● **性味：** 性温，味甘、辛

● **营养成分：**
蛋白质、糖类、脂肪、维生素C、
烟酸、钙、铁、钾、磷、镁、锌等

○ **适用者：** 食欲不振者、心血管疾病患者　　✗ **不适用者：** 易胀气者

洋葱为什么能排毒养瘦

1 洋葱是一种低热量、低脂肪的蔬菜，并含膳食纤维，是适合减重的食物，能排除体内脂肪、清洁肠道。

2 洋葱中有些成分能抑制血小板不正常的凝结。将洋葱与高脂肪食物一起食用，能去除因高脂肪引起的血液凝块，达到降血脂、畅通血管的效果。

3 有人针对高脂血症患者进行研究，发现高脂血症患者食用洋葱一段时间后，血液内总胆固醇、甘油三酯的含量都会明显下降。

洋葱主要营养成分

1 洋葱的主要食用价值在其植化素，含有上百种硫化合物，也含大量黄酮类，包括槲皮素等，是强大的抗氧化物质。其中硫化合物与槲皮素，是洋葱能排毒的重要成分。

2 洋葱所含硫化合物，不仅抗菌能力强，还能提振食欲、帮助消化。

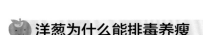 洋葱食疗效果

1 洋葱中的黄酮类物质，是强力的抗氧化剂。据研究，洋葱含的黄酮类物质，能对抗自由基，并抑制癌细胞，可对致癌因子发挥抗氧化效果。

2 洋葱中的槲皮素还有其他功能，包括降低血压及改善男性勃起性功能障碍。

3 洋葱所含前列腺A，是一种能帮助血管扩张的物质，能降低血压，使血液流通顺畅，降低血液黏稠度。另外，也含二烯丙基二硫化物，能降低血脂，防止动脉硬化。

4 洋葱含微量元素硒，是体内抗氧化酶的原料，能够清除自由基，提升细胞的代谢力与活力，改善高血压，避免血管硬化。

5 洋葱对身体的发炎状态有改善功效。另外，洋葱的钙、镁、磷比例佳，能避免体内钙质流失，可增进骨骼、牙齿健康，是骨质疏松症患者、发育中孩子的良好选择。

☀ 洋葱处理、食用方法

1 切洋葱时的刺激气味是挥发油产生的，常引起流泪等不适。用冰水略浸泡一下，可减轻其刺激性，又可增加洋葱的甜味。

2 洋葱生食、熟食皆宜，但加热超过30分钟后，硫化合物、大蒜素的活性将降低，因此不宜烹调过久。

3 洋葱中的挥发物质具有杀菌功能。研究发现，把洋葱汁与醋混合，能改善喉咙发炎，对风寒感冒也有一定疗效。

✚ 洋葱饮食宜忌

洋葱很适合中老年人食用，但食用过多洋葱，容易在肠胃中产生挥发性气体，造成胀气，因此不宜一次性食用过多。

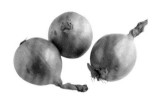

香拌洋葱丝

帮助消化＋代谢毒素

■ 材料：
洋葱150克，葱丝、芝麻各5克

■ 调味料：
酱油4大匙，白糖、白醋、香油各2大匙

■ 做法：

❶ 所有调味料倒入锅中，煮至白糖溶化。

❷ 洋葱去皮切丝，放入冰水中浸泡15分钟，沥干盛盘。

❸ 将步骤❶中的材料淋到洋葱丝上，撒上葱丝和芝麻即可。

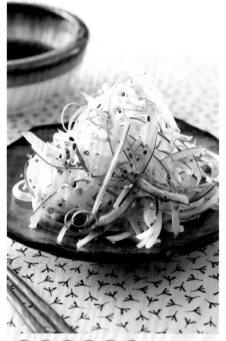

排 毒 养 瘦 功 效

洋葱中所含的硫化合物，是一种强有力的抗菌成分，不仅能提振食欲，还能帮助消化，对体内排毒十分有益。

洋葱炒蛋

改善高血压＋高纤减脂

■ 材料：
洋葱1个，鸡蛋3个

■ 调味料：
橄榄油2大匙，盐1小匙

■ 做法：

❶ 洋葱去皮切丝，鸡蛋打成蛋液，备用。

❷ 热锅，加油，以小火把洋葱丝炒至透明。

❸ 将蛋液均匀地淋在洋葱丝上，转大火，待蛋液半凝固时，将蛋炒散即可。可以洗净的莳萝装饰。

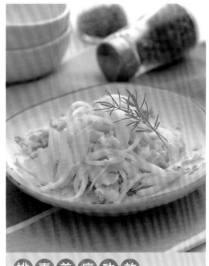

排毒养瘦功效

　　洋葱含微量元素硒，能协助体内抗氧化酶清除自由基，排除毒素；并能提升细胞的代谢力与活力，改善高血压。

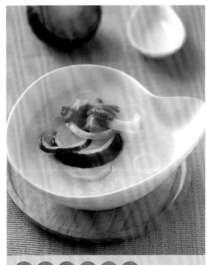

排毒养瘦功效

　　洋葱有一种特殊辛味，可促进消化、增进食欲，帮助清除体内废物，改善便秘，延缓衰老，帮助新陈代谢顺利进行。

元气洋葱粥

提高免疫力＋帮助排毒

■ 材料：
洋葱100克，大米200克

■ 调味料：
盐1/2小匙

■ 做法：

❶ 洋葱洗净，去皮切细丝。

❷ 大米洗净，与洋葱丝一起放入锅，加入清水煮成粥。

❸ 加盐调味即可。可依个人口味加入洗净的香菜。

牛蒡

排毒有效成分
木质素、菊糖

食疗功效
清肠祛脂
控制血糖

- **别名：** 大力子、牛菜、牛鞭菜

- **性味：** 性寒，味甘

- **营养成分：**
  蛋白质、糖类、膳食纤维、
  B族维生素、维生素C、钙、铁、钾、磷等

○ 适用者： 肥胖者、糖尿病患者　　**✗ 不适用者：** 体质虚寒者、肠胃虚弱者

牛蒡为什么能排毒养瘦

1 《本草纲目》记载，牛蒡有"久服轻身耐老"的功效，指出它能促进肠胃排毒、抗衰老，若经常食用，有减脂的效果。

2 牛蒡的减脂效果，主要来自其丰富的膳食纤维。不论非水溶性膳食纤维或水溶性膳食纤维，皆含量丰富。非水溶性膳食纤维，如木质素，可预防便秘；水溶性膳食纤维，如菊糖，能增加饱腹感、减少进食，并协助胆固醇排出，排除脂肪。

3 牛蒡所含热量并不算高，是适合减肥者的低热、高纤食材。

牛蒡主要营养成分

1 牛蒡的膳食纤维、矿物质含量相对较多，对肠胃排毒相当有益。

2 牛蒡的蛋白质、钾、B族维生素的含量均十分丰富。

牛蒡食疗效果

1 除了丰富的膳食纤维能清肠，牛蒡中有少见成分——菊糖，这是一种不会被人体吸收的糖分，可增加肠道益生菌数量，保健肠道。

2 牛蒡中的膳食纤维，能减缓肠道吸收糖分的速度，避免血糖上升过快，有助糖尿病患者控制血糖。

3 牛蒡中有微量木质素，能预防癌症，并会在体内吸收水分，促进排便，可有效预防便秘。

牛蒡处理、食用方法

1 处理时，斜切成片状最能保留其中的木质素。切开后为防止氧化变色，可短暂浸泡于醋水中。

2 若肠胃消化状况尚可，宜连外皮一起入菜，能充分保留营养素。

牛蒡饮食宜忌

牛蒡偏寒，纤维量高，不适合体质虚寒者、肠胃功能不佳者食用。

芋头

排毒有效成分
黏液蛋白、
膳食纤维、钾

食疗功效
保护肠壁
预防便秘

● **别名：**芋仔、芋芳、芋芳

● **性味：**性平，味甘、辛

● **营养成分：**
蛋白质、糖类、膳食纤维、
维生素A、维生素B$_1$、维生素B$_2$、维生素C、磷、锌、钾、氟等

○ **适用者：**年长者、普通人　✗ **不适用者：**过敏体质者

芋头为什么能排毒养瘦

1 很多人以为芋头热量很高，但其热量低于米饭。减肥者可安心将芋头当成主食。

2 芋头的膳食纤维高于米饭，食用芋头不仅能饱腹，清肠排毒的效果也比米饭好。而且其所含的纤维质是一种黏性纤维，加热后会变成糊状，更能避免营养素流失；在肠道中能刺激肠壁，预防便秘。

3 芋头的钾含量很高，能利尿、消除水肿。对于易水肿的人来说，能促进体内多余水分排出。

芋头主要营养成分

1 芋头的钾含量很高，在高钾蔬菜中排名靠前。

2 芋头的蛋白质含量丰富，并含有特殊的黏液蛋白；烟酸、膳食纤维含量亦颇丰。

3 芋头中所含的氟，对牙齿具有一定的保护作用。

芋头食疗效果

1 芋头中的黏液蛋白，在体内能生成免疫球蛋白，提高人体免疫力。对于甲状腺癌、乳腺癌、恶性淋巴癌及伴有淋巴结转移者，有辅助疗效。

2 芋头含有特殊的功效，能保健牙齿，因为芋头中氟的含量高，常吃芋头可以预防龋齿。

3 芋头的钾含量很高，若适量食用，能帮高血压患者排除过多的钠，降低血压。

芋头处理、食用方法

1 芋头的汁液会引起皮肤发痒，处理时需戴上手套。

2 芋头中含大量草酸钙，生食对嘴唇、舌头、皮肤有害，应煮熟再吃。

芋头饮食宜忌

1 与土豆一样，发芽的芋头不能食用。芋头一旦发芽，就含有过量龙葵碱，食用后，易使人中毒。

2 芋头较容易导致胀气，容易胀气者应避免过量摄取。

牛蒡炖芋头

降胆固醇 + 帮助排便

■ **材料：**
牛蒡200克，芋头80克，魔芋条50克

■ **调味料：**
盐1/4小匙，胡椒粉少许

■ **做法：**
1. 牛蒡洗净，去皮切块，略敲几下后备用。
2. 芋头洗净，去皮切块；魔芋条氽烫。
3. 取锅加适量水，将所有食材加入炖煮，熟后略收干汤汁。
4. 用调味料进行调味即可。可以洗净的香菜叶装饰。

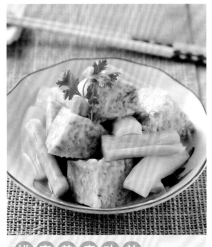

排毒养瘦功效

　　芋头中的黏液蛋白被人体吸收后，会促进生成免疫球蛋白，能提高人体抵抗力；其特有的黏性纤维，可刺激肠壁，帮助排便。

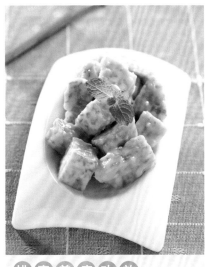

排毒养瘦功效

　　芋头富含膳食纤维；而酸奶能促进肠内益生菌生长，加速排出积存于体内的脂肪、废物。两者功效合一，能预防便秘，有利减重。

酸奶香芋

降低血压 + 预防便秘

■ **材料：**
芋头200克，乳酪丝50克，酸奶100毫升

■ **调味料：**
枫糖1小匙

■ **做法：**
1. 芋头洗净，去皮切小块，放入电锅内胆中，外锅加1杯水，蒸20分钟后取出。
2. 盛盘，加入乳酪丝略拌，待乳酪丝融化后，放凉备用。
3. 食用前，把酸奶与枫糖均匀地淋在步骤❷的材料上即可。可以洗净的薄荷叶装饰。

胡萝卜

排毒有效成分
木质素、果胶、
β-胡萝卜素

食疗功效
护眼护肤
强化抵抗力

- **别名：** 红菜头
- **性味：** 性平，味甘
- **营养成分：**
  木质素、果胶、β-胡萝卜素、维生素A、
  B族维生素、维生素C、钙、铁、钾、磷、镁等

○ 适用者： 夜盲症者、干眼症患者、近视者　　**✗ 不适用者：** 肾功能不全患者

胡萝卜为什么能排毒养瘦

1 胡萝卜低热、高纤，是适合减肥者常吃的食物。

2 胡萝卜所含大量木质素，是一种非水溶性膳食纤维，质地较粗韧，能帮助肠胃去除毒素，强健肠胃。

3 胡萝卜也含水溶性膳食纤维，能增加饱腹感，避免饥饿；在肠道中，能与胆汁酸结合，促进胆汁酸、废物排出体外。人体为了合成新的胆汁酸，会动用血液中的胆固醇，因此吃胡萝卜，能起到间接降低胆固醇的功效。

4 胡萝卜拥有丰富的维生素A。维生素A是一种抗氧化物质，能促进自由基的代谢，提高人体代谢率。

胡萝卜主要营养成分

1 胡萝卜的胡萝卜素含量比一般蔬果高。胡萝卜素是维生素A的前驱物质，因此维生素A效力很强，具有突出的抗氧化效果。

2 膳食纤维含量也不少，其丰富的膳食纤维，尤其是木质素可促进胃肠道蠕动，排毒效果也佳。

胡萝卜食疗效果

1 维生素A有护眼的功效，适合用眼过度的电脑族、近视族、干眼症患者。另外，也能强化夜视能力，防治夜盲症。

2 维生素E可修复、滋润皮肤。因肠胃毒素会引起皮肤粗糙，常吃胡萝卜可护肤。

胡萝卜食用方法

1 胡萝卜素需以油炒才能大量释出，生食或余烫的效用很低。想摄取胡萝卜素，需以油热炒，人体才能充分吸收。

2 胡萝卜的外皮含大量胡萝卜素，处理时宜保留外皮。

3 热炒后的胡萝卜，其中的胡萝卜素、茄红素将更容易被人体吸收。

胡萝卜饮食宜忌

1 食用胡萝卜过多，肤色会变黄，但对健康无害，2~3个月后肤色可恢复正常。

2 煮胡萝卜时加醋，会加速胡萝卜素流失。

凉拌蔬菜

改善便秘＋促进代谢

■ 材料：
胡萝卜1根，生菜60克，辣椒3个

■ 调味料：
盐少许，白醋、香油各2大匙，酱油3大匙

■ 做法：

❶ 胡萝卜洗净，去皮切丝，以盐腌渍10分钟。

❷ 生菜洗净，撕小片；辣椒洗净，切细丝。

❸ 将胡萝卜丝、生菜片与辣椒丝混合，淋上香油、醋与酱油混合的酱汁即可。

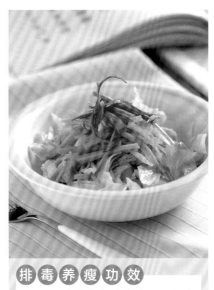

排毒养瘦功效

胡萝卜富含维生素、矿物质及蛋白质，可促进新陈代谢；膳食纤维可促进肠道蠕动，改善便秘，有利排毒。

炒胡萝卜丝

高纤低热＋润泽皮肤

■ 材料：
胡萝卜80克，葱丝、姜丝各适量

■ 调味料：
料酒、香油各1小匙，盐适量，食用油1大匙

■ 做法：

❶ 将胡萝卜洗净，切成细丝状备用。

❷ 锅内放食用油，将葱丝、姜丝爆香，放入胡萝卜丝翻炒片刻。

❸ 倒入料酒一起翻炒，再依序加盐与少许清水，焖煮片刻。

❹ 待胡萝卜熟透后，加香油翻炒即可。

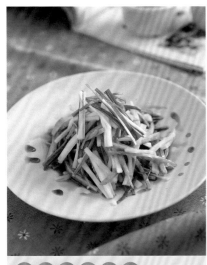

排毒养瘦功效

胡萝卜是热量低、膳食纤维含量高的蔬菜，非常适合减重者食用。其中所含的维生素A，还具有保护眼睛、润泽皮肤的功效。

什锦蔬菜汤

滋补养生＋帮助消化

■ 材料：
芹菜1根，胡萝卜100克，圆白菜100克，洋葱100克，西红柿3个

■ 调味料：
盐1小匙

■ 做法：
❶ 胡萝卜、洋葱去皮洗净，切块；西红柿去蒂洗净，对切；芹菜洗净，切小段，备用；圆白菜洗净切块。

❷ 取锅加3杯水，放入所有材料，大火煮滚，加盐调味，再以小火炖煮到所有材料变软即可。

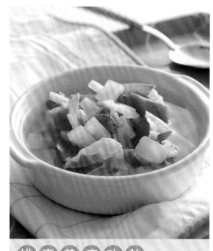

排 毒 养 瘦 功 效

此道汤品热量低，又富含膳食纤维，适合想减肥的人食用；且能促进排便，排除过多的脂肪和代谢废物。

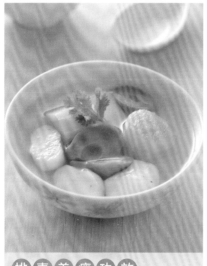

排 毒 养 瘦 功 效

胡萝卜丰富的维生素A能去除体内的重金属污染，并加强高蛋白物质的代谢，避免废弃物伤害肠道。

甘蔗胡萝卜汤

润泽肌肤＋保护肠道

■ 材料：
胡萝卜、荸荠各50克，甘蔗75克

■ 做法：
❶ 食材洗净。胡萝卜、荸荠去皮切大块；甘蔗去皮切小段。

❷ 全部食材放入锅中，加水煮滚后，转小火约煮30分钟即可。可以洗净的香菜叶装饰。

莲藕

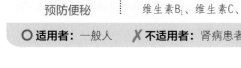

排毒有效成分
黏液蛋白、果胶、
膳食纤维、维生素C

食疗功效
代谢脂肪
预防便秘

- **别名**：莲根、藕、灵根、
  芙蕖、七孔菜
- **性味（生）**：性凉，味甘
- **营养成分**：
  膳食纤维、鞣酸、果胶、
  维生素B₁、维生素C、钙、铁、钾、镁、磷等

○ **适用者**：一般人　✗ **不适用者**：肾病患者、腹泻者

莲藕为什么能排毒养瘦

1 莲藕中的黏液蛋白与膳食纤维，在肠道中能与脂类胆固醇、甘油三酯结合，使毒素随粪便排出体外，减少人体对脂肪的吸收。

2 莲藕热量不高，膳食纤维高，盛产季节多在秋燥时节，是清热舒心、减脂轻身的时令鲜蔬。

3 莲藕含果胶，能吸附肠道中多种毒素，帮助排出体外，并增加饱腹感；也含丰富非水溶性膳食纤维，能有效清理肠壁。

莲藕主要营养成分

1 莲藕的维生素C含量相当丰富，可抗氧化，促进胶原蛋白合成，美白肌肤。

2 莲藕的膳食纤维、维生素B₁的含量丰富，又有鞣酸等特殊植化素。

莲藕食疗效果

1 莲藕含大量鞣酸，有收缩血管的功效，可用来止血。中医认为，莲藕生用可清热凉血，用来治疗热性病症，对热病口渴、皮肤出血、流鼻血、呼吸道出血、便血有一定疗效。

2 莲藕中的鞣酸，在胃中可帮助蛋白质、脂肪进行消化，能减轻胃的负担，具有护胃效果。

3 莲藕含钙、铁及其他矿物质，以及蛋白质、维生素、淀粉，营养丰富，是能增强健康的食物。

4 莲藕富含维生素C，可以促进铁的吸收。贫血者还可搭配富含铁的食物一起摄取，改善贫血的情况。

莲藕处理、食用方法

1 莲藕榨汁饮用，能缓解肠胃发炎、溃疡的症状；另将莲藕与水梨一同榨汁，其汁能解酒毒。

2 处理莲藕时，切面易氧化变色；切开后泡入醋水片刻，可预防氧化。

3 若想保留维生素C的功效，烹调莲藕时，高温加热时间不宜太久。

莲藕饮食宜忌

莲藕生用属性偏凉，腹泻时不宜食用太多，以免加重不适症状。

山药

排毒有效成分
皂苷、黏蛋白、膳食纤维

食疗功效
减脂　控制血糖　滋阴润燥

- **别名：**淮山、淮山药、薯药
- **性味：**性平，味甘
- **营养成分：**
蛋白质、皂苷、膳食纤维、维生素B₁、维生素B₂、维生素C、钾、磷等

○ **适用者：**高血压患者、糖尿病患者、腹泻者、白带过多者　✗ **不适用者：**肾病患者

山药为什么能排毒养瘦

1 山药含特殊的黏蛋白，能降低血脂，进而减少皮下脂肪堆积，有减少脂肪、预防肥胖的功效。《本草纲目》中记载，山药能"轻身"。

2 山药的热量不高，又有膳食纤维增加饱腹感，可促进消化、清洁肠道，是减肥适用的健康食材。

山药主要营养成分

　　山药中含量较高的营养素，有80%左右的水分，蛋白质、脂肪各占2%～3%，钾的含量亦较高。其特殊的营养素，还包括蛋白质中的黏蛋白及植化素中的皂苷。

山药食疗效果

1 山药中的皂苷能促进激素合成。男性适量食用，能改善肾虚遗精等症状；女性食用，则能美肤，并改善白带过多的问题。

2 山药富含膳食纤维，可调节肠胃功能，预防便秘和腹泻，同时降低胆固醇，帮助减轻体重。

3 山药对肠胃的帮助也很大，所含的黏蛋白、皂苷、膳食纤维能促进消化、帮助食物分解；维生素B₁则能帮助代谢糖类，也能增加肠道中有益菌的数量。这些物质都能促进肠胃道健康。

4 山药中的黏蛋白会包覆肠道中的蛋白质、糖类，减缓人体的吸收速度，能帮助稳定血糖。

山药处理、食用方法

1 山药中的淀粉酶能促进消化。为保留其营养价值，烹调的时间不宜太久。各种烹调方式中，短暂加热最能保留其淀粉酶的营养。

2 山药中的植物碱会伤害肌肤，引起过敏，削皮时宜戴手套，或事后以盐水洗手。

3 为避免山药氧化，削皮后的切口，可浸泡在醋水中，能预防变色。浸泡时间不宜太久，以免黏蛋白流失。

山药饮食宜忌

　　山药能当作主食，但不宜过量，以免其中的雌激素、激素前驱物引发内分泌失调或给肾脏带来较大负担。

西红柿山药泥

强健细胞 + 提高免疫力

■ **材料:**
山药150克,西红柿1个

■ **调味料:**
醋1小匙,盐1/4小匙

■ **做法:**
① 西红柿洗净,去籽、去蒂、切小块;山药去皮,磨成泥。
② 将醋和盐搅拌均匀,再与山药泥拌匀。
③ 把西红柿块放在山药泥上即可。

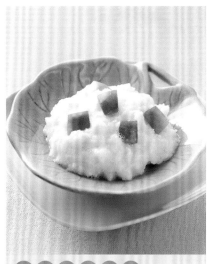

排毒养瘦功效

　　山药可帮助调节消化系统,减少皮下脂肪堆积,避免肥胖,增强免疫功能,帮助健胃整肠,轻松排毒。

山药炒彩椒

提高代谢 + 预防肠癌

■ **材料:**
紫山药100克,蒜1头,彩椒60克,葱1根

■ **调味料:**
橄榄油、盐各1小匙,白糖、香油各1/2小匙

■ **做法:**
① 紫山药洗净去皮,切片汆烫后放凉,备用。
② 彩椒洗净,去籽切片;蒜去皮,切末;葱洗净,切段,备用。
③ 热锅加油,放入蒜末爆香,加紫山药片略炒后,再放入步骤②的其他材料和盐、白糖调味,续炒均匀,盛盘后淋上香油即可。

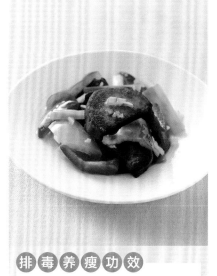

排毒养瘦功效

　　山药含大量黏蛋白,可促进激素合成,并能提高新陈代谢率;亦富含膳食纤维,有调节肠胃的功能。

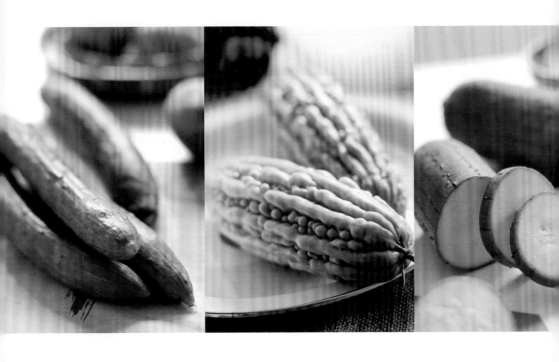

可口瓜类

　　瓜类含有大量水分，几乎不含脂肪，容易使人产生饱腹感，是减肥的优良食材。除了体质虚寒者不宜多吃之外，普通人平时多吃瓜类，可以起到清热降火、去除烦躁的食疗效果。

　　黄瓜、冬瓜有丙醇二酸，能抑制多余糖类转换为脂肪，并促进脂肪消耗；南瓜含有的钴，是近年备受瞩目的减肥新元素，研究认为钴也能预防肥胖；而苦瓜含有苦瓜素，又被称作"高效清脂素""脂肪杀手"，能抑制小肠吸收大分子的营养，促进其多吸收小分子营养，预防肥胖。

提示 丙醇二酸能抑制脂肪形成，降低体脂

小黄瓜

排毒有效成分
丙醇二酸、
膳食纤维、果胶

食疗功效
减脂　养肝
清热美容

- **别名**：小胡瓜、花胡瓜
- **性味**：性寒，味甘
- **营养成分**：
  膳食纤维、铁、钙、磷、丙醇二酸、葫芦素、维生素A、维生素B_1、维生素B_2、维生素B_6、维生素C、维生素E等

○ **适用者**：肥胖者、高脂血症患者、慢性肝炎患者、酒精中毒者

✗ **不适用者**：慢性支气管炎患者、脾胃虚寒及腹泻者、生理期女性

小黄瓜为什么能排毒养瘦

1 小黄瓜中的丙醇二酸，能抑制糖类转变为脂肪，可避免体内多余脂肪的形成。

2 小黄瓜本身能致胖的营养素含量很少，所以能从根本上预防肥胖。

3 小黄瓜含果胶，能吸附肠胃中的代谢废物，形成含水的粪便，有助排便。果胶在肠胃中能包覆食物，增加饱腹感，让人食用后不至于很快又饿，可控制食量。

小黄瓜主要营养成分

　　与其他蔬果类相较，小黄瓜的基本营养素含量并不高，但种类齐全，维生素A、维生素B_1、维生素B_2、维生素B_6皆有，亦含钾、磷、铁、锌等矿物质。有些品种的黄瓜，维生素C、钾含量较高，降血压、美白功效也较为显著。

小黄瓜食疗效果

1 小黄瓜含有的丙氨酸、精氨酸、谷氨酸，能保护肝脏，对酒精中毒有一定调理效果，酗酒者可多吃小黄瓜以养肝。

2 小黄瓜中的葫芦素，能增强人体巨噬细胞的功能，提高免疫力，改善慢性肝炎，有抗癌作用。

3 小黄瓜的葡萄糖、果糖，不会导致血糖升高，且能产生饱腹感。糖尿病患者宜减少对淀粉类食物的摄取，多吃些小黄瓜。

4 小黄瓜的黄瓜酶能促进新陈代谢；维生素E能抗衰老，避免黑色素沉着。小黄瓜类汁液常被萃取为护肤保养品，能润肤、改善皱纹。

小黄瓜食用方法

1 小黄瓜尾端有较多的苦味素，也具有抗癌效果，一起烹调较有营养。

2 如果要获得小黄瓜的利尿功效，加热料理小黄瓜比生吃的效果好；且能抑制小黄瓜中所含的酶破坏维生素C。

小黄瓜饮食宜忌

1 小黄瓜性寒，凡是脾胃虚寒者、生理期女性及腹泻者都应少食。

2 小黄瓜搭配海带食用，会影响维生素C的吸收，故宜避免二者同食。

黄瓜粉条

增强体力＋保健肠道

■ 材料：
小黄瓜200克，粉条60克，火腿2片，韭菜20克，芦笋8根，绿豆芽30克

■ 调味料：
香油、盐、白芝麻、烤肉酱、蒜泥、醋各1/2小匙

■ 做法：
1. 粉条煮软后，冲冷水沥干；小黄瓜洗净，和火腿一起切丝备用。
2. 韭菜、芦笋洗净切小段，加入洗净的绿豆芽，以热水烫熟备用。
3. 将调味料拌匀，加入步骤❶、❷的材料，拌匀即可。

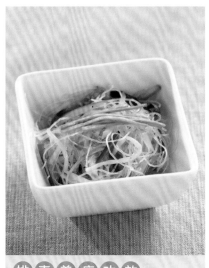

排毒养瘦功效

小黄瓜含果胶，可吸附肠胃中残留物质，有助排便；并能包覆食物，增加饱腹感，让人餐后不至于很快就饿，从而控制食量。

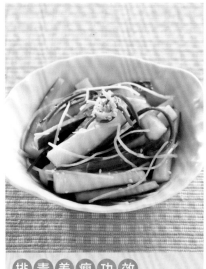

排毒养瘦功效

姜能使血液循环更顺畅，并能增加胃液分泌；小黄瓜能促进肠道蠕动，帮助消化，还能消除水肿，促进排毒。

姜丝脆瓜

促进排毒＋帮助消化

■ 材料：
小黄瓜2根，辣椒1个，姜丝30克，蒜末15克，白芝麻适量

■ 调味料：
盐、白糖、香油各1小匙，醋1/4小匙

■ 做法：
1. 小黄瓜洗净，去头、尾，切条，抹盐腌20分钟，出水后沥干备用。
2. 辣椒洗净，对切去籽，切丝备用。
3. 将步骤❶、❷的材料放入碗中，再加入姜丝、蒜末和剩余调味料，拌匀后，静置30分钟，食用前撒上白芝麻即可。

凉拌西红柿黄瓜

预防肥胖＋降胆固醇

■ **材料：**

小黄瓜2根，西红柿1个，蒜1瓣，黄甜椒1个

■ **调味料：**

香油、白糖、醋各1小匙，酱油2小匙

■ **做法：**

1. 小黄瓜洗净，去蒂、切滚刀块；黄甜椒洗净后切圈。
2. 小黄瓜加少许盐，腌渍片刻；西红柿洗净，去蒂切块。
3. 蒜洗净，切碎；将腌好的小黄瓜块与西红柿块、黄甜椒圈放入盘中。
4. 将调味料与蒜碎调成酱汁，淋在小黄瓜块、黄甜椒圈及西红柿块上即可。

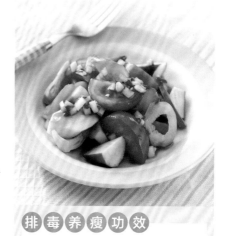

排 毒 养 瘦 功 效

小黄瓜有丙醇二酸，能抑制糖类转变为脂肪，可避免体内多余脂肪的形成；西红柿的膳食纤维可帮助肠道蠕动，排除有害物质。

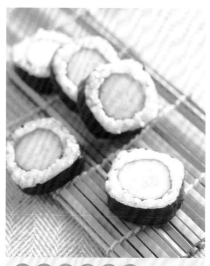

排 毒 养 瘦 功 效

小黄瓜能促进新陈代谢，有助于控制体重；其所含的维生素E能抗氧化，对抗自由基所造成的伤害，有效抗衰老。

和风黄瓜寿司

利尿消肿＋促进代谢

■ **材料：**

小黄瓜150克，寿司米80克，寿司海苔2片

■ **调味料：**

寿司醋2大匙，橄榄油1小匙，美乃滋1大匙

■ **做法：**

1. 寿司米洗净，加水，放入电锅煮成饭，再拌入橄榄油和寿司醋，放凉备用。
2. 小黄瓜洗净去蒂。
3. 将寿司海苔摊平放在竹卷帘上，依序铺上米饭、小黄瓜，再加上美乃滋，卷成长条状，切片即可。

丝瓜

排毒有效成分
膳食纤维、
维生素C

食疗功效
清热凉血
养颜美容

- **别名：** 菜瓜、布瓜、棉瓜、天吊瓜

- **性味：** 性凉，味甘

- **营养成分：**
蛋白质、糖类、膳食纤维、槲皮素、
B族维生素、维生素C、钙、铁、钾、镁、磷等

○ 适用者： 休质燥热者、糖尿病患者、普通人　　**✗ 不适用者：** 脾胃虚弱者、腹泻者

丝瓜为什么能排毒养瘦

1 丝瓜热量很低，能取代热量较高的蔬果，减少热量摄入。

2 丝瓜的膳食纤维与大量水分能让人食用后产生饱腹感，避免过快感觉饥饿，减少进食量。

丝瓜主要营养成分

1 丝瓜主要的营养成分是水；其他营养素中，较高的是蛋白质与维生素B_6。

2 丝瓜果实含皂苷、黏液与瓜氨酸；汁液含皂苷、黏液、木聚糖等成分。

丝瓜食疗效果

1 丝瓜最有名的功效是清热、祛火。丝瓜含有能消炎的成分"芹菜素"，具有消炎、清热、降火之效。

2 丝瓜含有槲皮素，能保持血管畅通，促进血液循环，具有凉血、利尿消肿的功效。

3 丝瓜含维生素B_1、维生素C与瓜氨酸，既能促进皮肤新陈代谢，防止衰老、美容养颜，又能修复被晒伤的肌肤。

4 丝瓜也能调理女性经期不顺，调治白带过多的问题；而产妇食用，亦可促进乳汁分泌。

5 丝瓜中的皂苷，能止咳祛痰，对肺炎链球菌有抑制作用，在一定程度上，能改善肺热造成的咳嗽、喉咙痛。

丝瓜食用方法

1 丝瓜不宜生食，否则易伤害肠胃；而加热时间也不宜过久，过久会氧化变色，流失营养成分。

2 若担心丝瓜过于寒凉，烹调时可加入姜丝，以中和其寒性，对肠胃有益。

3 烹调丝瓜蛤蜊时，不宜以米酒提味，因酒精会干扰人体吸收维生素B_1，从而降低营养价值。

丝瓜饮食宜忌

　　丝瓜的属性偏凉，脾胃虚弱者、腹泻者不宜多吃。

清炒丝瓜百合

清热解毒 + 利尿消肿

■ 材料：
丝瓜300克，枸杞子10克，新鲜百合15克

■ 调味料：
橄榄油1小匙，盐1/2小匙

■ 做法：
❶ 将材料洗净，丝瓜去皮，切块。
❷ 热油锅，加入丝瓜块炒熟，再加百合炒匀。
❸ 加入枸杞子稍微翻炒，再加盐调味即可。

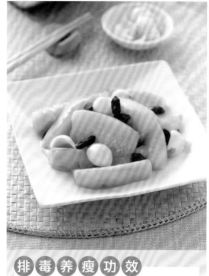

排 毒 养 瘦 功 效
　　丝瓜具有清热解毒和利尿消肿之效；所含的维生素B₆能促进蛋白质代谢，是天然的利尿剂，可帮助消除水肿。

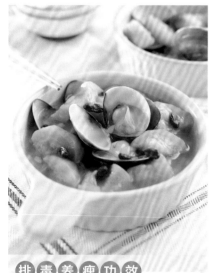

排 毒 养 瘦 功 效
　　丝瓜性凉、味甘，对肝胃疾病颇有疗效，还能改善发热烦渴，消除浮肿；搭配枸杞子煮汤，有润肠通便、滋阴排毒之效。

蛤蜊丝瓜汤

缓解发热 + 润肠通便

■ 材料：
丝瓜200克，蛤蜊100克，枸杞子少许，高汤500毫升

■ 调味料：
盐1小匙

■ 做法：
❶ 丝瓜洗净去皮，剖成四瓣并去籽，切片；枸杞子洗净泡水，备用。
❷ 高汤与蛤蜊入锅煮滚，直到蛤蜊开口，捞出备用。
❸ 丝瓜片放入高汤中，加入盐、枸杞子续煮滚，再放入蛤蜊即可。

冬瓜

排毒有效成分
维生素C、葫芦巴碱、钾、丙醇二酸

食疗功效
预防肥胖
清热养颜

● **别名：** 枕瓜、白瓜、水芝

● **性味：** 性凉，味甘

● **营养成分：**
葫芦巴碱、水分、膳食纤维、B族维生素、维生素C、钾、磷、锌、铁等

○ **适用者：** 易水肿者、普通人 ✗ **不适用者：** 脾胃虚寒者、易腹泻者、手脚冰冷者

冬瓜为什么能排毒养瘦

1 冬瓜是名副其实的低热、低脂食材，也是减肥者理想的辅助性食物。

2 冬瓜的膳食纤维含量虽不高，但其有丰富的含水量，清肠、饱腹的效果仍然非常优秀，避免减肥中的人吃太多而致热量过剩。

3 冬瓜含葫芦巴碱，能够促进人体新陈代谢；并含丙醇二酸，可以预防糖类转换为脂肪，也能帮助脂肪消耗，具有预防肥胖的功效。

4 冬瓜高钾低钠，排除水分的能力强，能预防身体组织水肿。

冬瓜主要营养成分

冬瓜的维生素C含量高，含水量丰富，并有葫芦巴碱、丙醇二酸等特殊营养素。

冬瓜食疗效果

1 冬瓜是高钾、低钠食物，能防治高血压，预防心血管疾病。

2 冬瓜含维生素C，能抑制体内的黑色素沉着，可以促进皮肤美白，有养颜美容的功效。

3 冬瓜除了能清热降火，还对肺热咳嗽、痔疮、哮喘、糖尿病、肾炎性水肿、鱼蟹中毒等症状有一定调理作用。

4 冬瓜富含维生素C，可对抗自由基，帮助身体抗氧化。

5 冬瓜中的葫芦巴碱，具有促进新陈代谢之效，有助减重。

冬瓜食用方法

冬瓜是很容易烹调的食材，不论蒸、炒、炖、煮汤等都美味；还能做成冬瓜茶，具有很强的清热、利尿效果；连皮洗净后，加水煮到软烂，再滤渣，就是好喝的冬瓜茶。

冬瓜饮食宜忌

体质较虚冷者，腹泻、手脚冰冷者，都不宜吃太多冬瓜；肾病患者适量食用，有益利尿，但不宜过量。

红烧冬瓜

利尿消肿＋排除毒素

■ 材料：
冬瓜200克，姜4片

■ 调味料：
橄榄油1小匙，酱油2大匙，白糖2/3小匙

■ 做法：
1. 冬瓜洗净去皮、切块；姜切丝。
2. 在锅中倒入橄榄油，爆香姜丝，加冬瓜块煎至两面略呈金黄色。
3. 加入酱油、白糖及适量水，盖过冬瓜块，以中火焖煮至汤汁剩1/3即可。

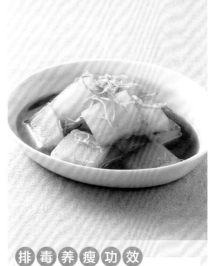

排毒养瘦功效

冬瓜热量低，具有清热解毒的功效；同时可刺激肾脏排泄尿液，帮助排除体内的毒素，消除水肿。

冬瓜镶发菜

保护血管＋抗氧化

■ 材料：
冬瓜300克，发菜10克，白果30克

■ 调味料：
盐1/4小匙，米酒1小匙

■ 做法：
1. 冬瓜洗净，去皮切块，中间挖洞，氽烫、沥干备用。
2. 将发菜泡发、沥干后，与调味料拌匀。
3. 把发菜镶入瓜洞中，放上泡发过的白果，用大火隔水蒸5分钟即可。

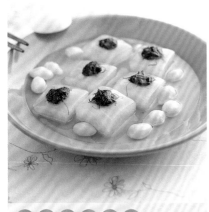

排毒养瘦功效

冬瓜中的维生素C，可促进人体吸收发菜中的铁质，且热量很低，适合减重者食用；白果的类黄酮可抗氧化，维护血管健康。

南瓜

排毒有效成分
果胶、膳食纤维、
维生素A、维生素E

食疗功效
增强免疫力
预防便秘

- **别名：** 金瓜、番瓜、
  饭瓜、麦瓜
- **性味：** 性温，味甘
- **营养成分：**
  β-胡萝卜素、膳食纤维、果胶、维生素A、
  B族维生素、维生素C、维生素E、钙、钾、钴、铬、锌、镍等

○ **适用者：** 老年人、肾病患者、胃溃疡患者、前列腺疾病患者　✗ **不适用者：** 毒疮患者

南瓜为什么能排毒养瘦

1 南瓜含有丰富的果胶，果胶能够吸附水分，延缓食物在胃里排空的速度，从而避免多食，并使粪便柔软黏合，更易排出。

2 南瓜中的钾含量高，能预防水肿；又含微量元素钴，据现代医学研究，钴也能预防肥胖。

南瓜主要营养成分

1 南瓜含有β-胡萝卜素，能转化成维生素A，具有抗氧化的食疗功效；另含丰富的维生素E与少量维生素C，形成"抗氧化金三角"。

2 南瓜中帮助排除多余水分的钾含量高，蛋白质含量亦丰富。

南瓜食疗效果

1 南瓜含丰富维生素E，能促进血液循环，帮助改善身体冰冷的症状，并可增强人体免疫力，特别适合冬天食用。

2 南瓜有抗癌功能。胡萝卜素能减少身体中致癌物质——亚硝胺对身体的伤害，防止癌变；医学专家普遍认为，南瓜能预防肺癌、膀胱癌、喉癌等；加上南瓜所含的维生素A、维生素C、维生素E，是强大的抗氧化防护网。

3 南瓜也能防治糖尿病，虽然滋味甘甜，但有多种微量元素，能强化胰岛素的功能。所以它是一种虽然甜，但可帮助稳定血糖的食物。对防治糖尿病来说，其有效成分包括钴、铬、镍等。

南瓜食用方法

1 建议南瓜连皮食用，去掉难消化的硬皮后，较软的部分宜一起入菜。另外，南瓜心含丰富的胡萝卜素，不要浪费。

2 南瓜强大的抗氧化功能，有些来自β-胡萝卜素。若想增强其食疗功效，应当用油烹调南瓜，才能使各种营养素更好地被人体吸收。

南瓜饮食宜忌

1 南瓜食用过多，会使肤色变黄，过段时间会自然消退。

2 南瓜的热量虽不算高，但含有一定的淀粉，减肥者仍应注意摄入量。

蒜香味噌南瓜

增加饱腹感 + 延缓衰老

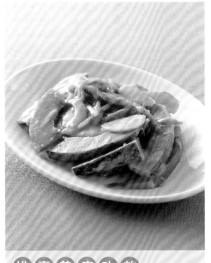

■ 材料：
南瓜300克，胡萝卜40克，蒜4瓣

■ 调味料：
香油2大匙，白糖、味噌、酱油、米酒、白芝麻各1大匙，豆瓣酱1小匙

■ 做法：
❶ 南瓜洗净切片，放入蒸锅中，外锅加水1/2杯，蒸3分钟后取出；蒜去皮切片；胡萝卜去皮，洗净切丝，备用。

❷ 热油锅，放入蒜片爆香，加入胡萝卜丝，炒软后，再加入南瓜片、其余调味料，混合炒匀即可。

排 毒 养 瘦 功 效

　　南瓜含有丰富的膳食纤维，除了可帮助肠道排毒，还可增加饱腹感，延缓餐后血糖上升的速度，适合减肥者食用。

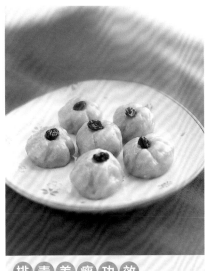

排 毒 养 瘦 功 效

　　南瓜中大量的膳食纤维，可以促进胃肠蠕动，缓解便秘；加上富含利尿效果的钾，能帮助排除多余水分和毒素，有利减重。

南瓜豆腐饼

排毒消脂 + 消除便秘

■ 材料：
南瓜泥100克，豆腐碎半盒，葡萄干少许，面粉3大匙

■ 调味料：
盐1/4小匙，淀粉2小匙

■ 做法：
❶ 将南瓜泥、豆腐碎、面粉与调味料混合。

❷ 将步骤❶的材料挤成饼状，置蒸锅中以中火蒸熟。

❸ 放上葡萄干即可。

南瓜鸡肉

保护黏膜 + 排除代谢物

■ 材料：
南瓜200克，鸡肉100克

■ 调味料：
蔬菜高汤1杯，米酒1大匙，低盐酱油2小匙

■ 做法：
❶ 南瓜洗净，去籽切块；鸡肉洗净切块。
❷ 鸡肉块用调味料腌5分钟。
❸ 将南瓜块加入鸡块中，以蒸锅蒸熟即可。

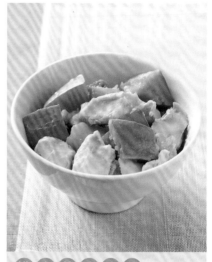

排毒养瘦功效

　　南瓜中的果胶吸附力很强，能吸附体内的有毒物质，具有保护消化道黏膜的作用，并能促进毒素排出体外。

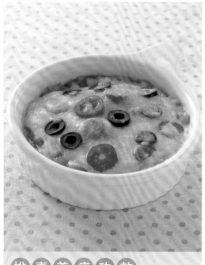

排毒养瘦功效

　　食用南瓜可增加体力，容易有饱腹感，是适合减肥者的食材；而且能帮助排出囤积在体内的代谢废物，促进身体排毒。

焗烤黄金南瓜泥

增加体力 + 清除毒素

■ 材料：
南瓜200克，圣女果3个，黑橄榄3粒，乳酪丝适量

■ 调味料：
鲜奶油20克，盐、黑胡椒粉各1/2小匙

■ 做法：
❶ 南瓜洗净后，去皮、籽，切小块，以大火蒸8分钟，蒸软后放入容器中，搅拌成泥。
❷ 圣女果洗净去蒂，切小块；黑橄榄去核切片。
❸ 取锅，放入步骤❶的材料、鲜奶油、盐、黑胡椒粉，以小火边煮边搅拌均匀。
❹ 将步骤❷、❸的材料倒入烤盘，铺上乳酪丝，放入烤箱，以200℃烤至乳酪呈金黄色即可。

苦瓜

排毒有效成分
果胶、维生素C、苦瓜素

食疗功效
消暑降火
祛脂瘦身

- **别名：** 凉瓜、癞瓜、癞葡萄、锦荔枝

- **性味：** 性寒，味苦

- **营养成分：**
  膳食纤维、水分、维生素A、B族维生素、维生素C、钾、磷、铁等

○ **适用者：** 糖尿病患者、火热内盛者

✗ **不适用者：** 脾胃虚寒者、生理期女性、孕妇、腹泻及腹部冷痛者

苦瓜为什么能排毒养瘦

1 苦瓜含苦瓜素，已被证实有减脂效果，有"脂肪杀手"的美誉。据研究，苦瓜素能在小肠发挥减脂作用，阻止小肠吸收脂肪、多糖等大分子的营养素，对抑制脂肪囤积有显著的效果。

2 苦瓜热量低，又含膳食纤维与果胶，能增加饱腹感，清洁肠胃，是低热、高纤的健康蔬菜。

苦瓜主要营养成分

　　苦瓜的维生素C含量不低，除此之外，对人体有效的特殊成分，还包括苦瓜素、苦瓜苷，此二者可调节胰岛素分泌，适合糖尿病患者食用。

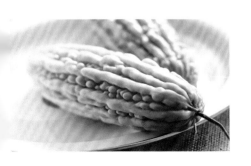

苦瓜食疗效果

1 新鲜的苦瓜汁含有苦瓜苷及类似胰岛素的成分，具降血糖的功能，是糖尿病患者的理想食品。

2 苦瓜的苦味来自一种类似奎宁的物质，它能抑制过度兴奋的体温中枢，达到散热的功效。苦瓜消暑解热、清肝降火的功效，主要来自于此种苦味成分。

3 苦瓜还能防癌、抗癌。除了含天然抗氧化剂——维生素C，苦瓜还含有一种类奎宁蛋白，被认为有抗癌效果。

4 苦瓜含有一种胰蛋白酶抑制物质，能抑制癌细胞分泌出来的蛋白酶，阻止恶性肿瘤增殖。

5 苦瓜高钾、低钠，有益于血管正常扩张，是高血压患者的健康食物之一。

6 苦瓜能清热降火、消炎利尿；而其维生素C含量高，对女性来说，能够养颜美容、增强身体代谢能力。

7 苦瓜含有丰富的膳食纤维，能加速肠胃代谢，降低胆固醇含量；还能刺激胃肠蠕动，预防便秘，清除体内有害物质。

☼ 苦瓜处理、食用方法

1. 新鲜苦瓜宜先用软刷去掉外皮果粒间残留的污垢，再挖去中间的苦瓜籽后，放入冰箱冷藏。但苦瓜籽也有促进糖类分解的功能，能帮助消化、吸收；若想保留此功能，可保留苦瓜籽一起烹调。

2. 不习惯苦味过重的人，可将苦瓜先以热水烫过，或不加油以热锅干炒，皆可减轻其苦味，吃起来更顺口。

3. 苦瓜先烫过再烹煮，能降低草酸含量，避免产生结石。

✚ 苦瓜饮食宜忌

1. 苦瓜性寒，凡肠胃虚寒者、腹泻者、腹部冷痛者不宜多吃。生理期女性也应避免食用。

2. 苦瓜中的类似奎宁的物质，会导致子宫收缩，使孕妇有流产风险。孕妇宜少食或避免食用。

3. 体质燥热者、癌症患者、糖尿病患者可长期定量食用苦瓜，有益健康。

白玉苦瓜沙拉

消炎退火 + 帮助排便

■ 材料：
白玉苦瓜1根

■ 调味料：
沙拉酱2大匙

■ 做法：

1. 白玉苦瓜洗净，去瓤切块，装盘放入冰箱冰镇30分钟。

2. 取出白玉苦瓜块，挤上沙拉酱，拌匀即可。

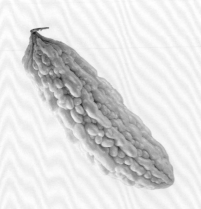

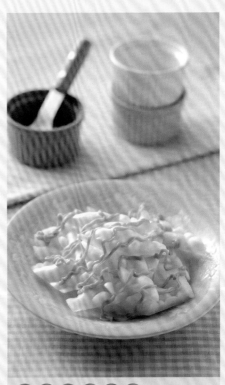

排毒养瘦功效

苦瓜能消炎退火，调治因熬夜而引起的口干舌燥、便秘和痤疮；苦瓜含有的膳食纤维，可以促进胃肠蠕动，促进排毒。

梅香苦瓜

降低胆固醇＋加速代谢

■ 材料：
苦瓜200克，梅子5颗

■ 调味料：
橄榄油1小匙，白糖1/2小匙，豆豉1大匙，酱油、蚝油各1/2大匙

■ 做法：

① 苦瓜洗净，去籽切块。

② 热油锅，炒香酱油、蚝油和白糖，再加入苦瓜块、梅子、豆豉和水，小火煮至汤汁收干即可。

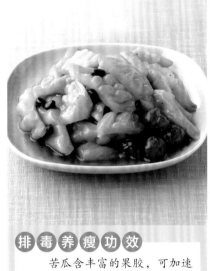

排 毒 养 瘦 功 效

　　苦瓜含丰富的果胶，可加速肠胃代谢，降低胆固醇含量；还能刺激胃肠蠕动，预防便秘，清除有害物质。

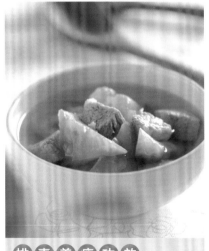

排 毒 养 瘦 功 效

　　苦瓜中丰富的膳食纤维，可促进排便、减重消脂、分解糖类。夏天天气炎热，吃苦瓜能增进食欲，预防火热内盛而导致的便秘。

苦瓜瘦肉清心汤

降低血糖＋预防便秘

■ 材料：
苦瓜150克，瘦肉80克

■ 调味料：
盐1/2小匙，胡椒粉少许，橄榄油1小匙

■ 做法：

① 苦瓜洗净切半，去籽切块；瘦肉洗净切块，备用。

② 橄榄油入锅，将瘦肉块煎至金黄色备用。

③ 汤锅加入适量水煮沸，再加瘦肉块与苦瓜块煮熟。

④ 加盐和胡椒粉调味即可。

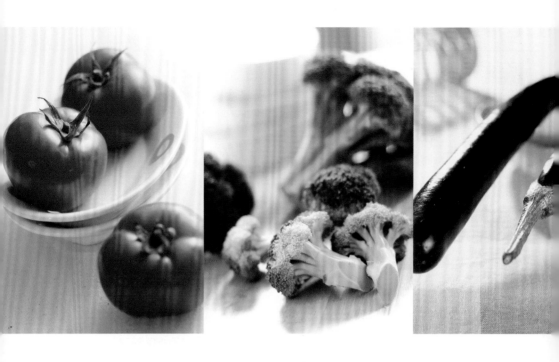

低热花果类

　　花果类与绿色蔬菜都是低热、低脂、高纤的蔬菜。它们承袭了蔬菜的优点，也能帮助减肥者减少对热量的摄取，延长饱腹时间，清肠排毒。

　　但是，花果类食材的外形更多样，其鲜艳美丽的颜色下是更强大的抗氧化力，如西红柿、彩椒的茄红素，茄子的花青素等；而西蓝花在各种食材的营养成分评比中，更是独占鳌头；秋葵也是营养丰富的蔬菜，能缓解运动后的肌肉酸痛，补充蛋白质、钙质。

　　花果类食材的营养虽然不算完整，但是其矿物质、维生素、植化素等营养素，对人体代谢、排毒、抗氧化都很有帮助，非常有益健康。

彩椒

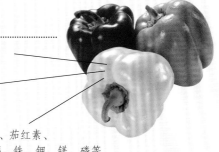

排毒有效成分
维生素C、茄红素、β-胡萝卜素

食疗功效
清肠去脂
保护心血管

- **别名：** 甜椒、菜椒

- **性味：** 性热，味辛

- **营养成分：**
  膳食纤维、β-胡萝卜素、茄红素、
  B族维生素、维生素C、钙、铁、钾、镁、磷等

○ **适用者：** 普通人、肥胖者、白内障患者　✗ **不适用者：** 退行性关节病变及关节炎患者

彩椒为什么能排毒养瘦

1 彩椒热量低，膳食纤维却不少。彩椒颜色丰富，不仅是餐桌上美丽的点缀，还可以帮助肠道排毒，避免宿便堆积。

2 彩椒中维生素C含量高，能帮助新陈代谢，排除胆固醇与其他毒素。绿色彩椒中还含有叶绿素，也有助排除胆固醇，降低血脂，保护健康。

彩椒主要营养成分

彩椒最突出的营养素是维生素C，约2个彩椒就能满足一个成年人一日的维生素C需求。

彩椒食疗效果

1 彩椒能抗氧化、抗癌。所含的维生素A、维生素C、茄红素，是强力的抗氧化物质，可降低癌症发生的概率；对抗前列腺癌、膀胱癌、子宫颈癌、胰腺癌，颇有成效。

2 彩椒保护心血管的能力也很强，含维生素P，能提升毛细血管渗透压，预防动脉硬化；又含叶酸、维生素B_6，可净化血液中的有害物质；膳食纤维能降低胆固醇、血脂，预防心血管疾病。

3 彩椒含有丰富的维生素C与β-胡萝卜素，对保护视力有帮助，并能预防白内障。

彩椒处理、食用方法

1 彩椒是容易残留农药的食材，清洗时需特别仔细。

2 彩椒可生食，也可熟食。热油快炒能较好地保留其中维生素C、β-胡萝卜素的营养。

彩椒饮食宜忌

彩椒含某种植物碱，不利于关节的修复，因此退行性关节病变及类风湿性关节炎患者宜少吃。

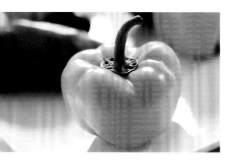

秋葵

排毒有效成分
果胶、膳食纤维、黏蛋白、矿物质

食疗功效
整肠健胃
降低血压

● **别名**：黄蜀葵、羊角豆

● **性味**：性寒，味淡

● **营养成分**：
膳食纤维、果胶、维生素A、维生素B_2、维生素B_6、维生素C、钾、磷、铁、钙、镁、锌等

○ **适用者**：糖尿病患者、贫血者、阳痿早泄的男性　　✗ **不适用者**：脾胃虚寒及腹泻者

秋葵为什么能排毒养瘦

1 秋葵含黏蛋白、果胶，能促进胃的消化，在肠道中可延缓食物被吸收的速度，降低人进食的欲望；并能帮助粪便柔软成形，预防宿便产生，改善便秘。

2 秋葵钾含量高，能帮助排除水肿，促进体液循环。

3 秋葵能帮助快速消除运动后的疲劳，对运动减肥者来说，是很实用的食物。

秋葵主要营养成分

秋葵所含的蛋白质、膳食纤维、维生素A、维生素C比大部分蔬果要高，颇具营养价值与抗氧化力。

秋葵食疗效果

1 秋葵能整肠健胃，所含的黏蛋白、果胶，能温和地帮助食物消化、吸收；黏蛋白可以保护受损的消化道黏膜，镇静过敏组织，对胃炎、消化性溃疡都有调理作用。

2 秋葵的蛋白质、矿物质、维生素含量较高，能促进废物代谢，并补充蛋白质，加速新陈代谢。

3 秋葵中的果胶、黏蛋白，能减缓糖分被吸收的速度；秋葵富含胡萝卜素，可维持胰岛素正常分泌，平衡血糖。

4 秋葵含钙量丰富，对人体骨骼、牙齿的健康很有帮助。

5 秋葵高钾、低钠，能消水肿、降血压，高血压患者可适量食用。

6 秋葵被誉为"植物威而钢"，能改善男性阳痿、早泄的症状。研究证实，这与它的蛋白质、钙、磷和维生素A等营养有关。

秋葵处理、食用方法

1 秋葵外皮有绒毛，可用盐搓洗干净。

2 凉拌秋葵适合在秋季食用。凉拌前要焯水断生，焯水后再切开可避免秋葵营养成分的流失。

秋葵饮食宜忌

1 不能以铜、铁器皿盛装或煮食秋葵，否则易导致秋葵变色、变味。

2 秋葵钾含量高，肾病患者勿过量食用，烫熟再食用较佳。

秋葵香拌豆腐

健胃整肠＋保护胃壁

■ **材料：**
秋葵100克，豆腐1块，枸杞子5克，蒜2瓣

■ **调味料：**
酱油2小匙，香油1小匙

■ **做法：**
❶ 秋葵洗净切斜段；豆腐切块；秋葵和枸杞子分别以滚水烫熟，再捞出沥干。
❷ 蒜切末，和所有调味料混匀，再拌入秋葵段和豆腐块。
❸ 撒上枸杞子即可。

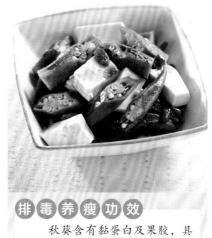

排毒养瘦功效
秋葵含有黏蛋白及果胶，具有保护胃壁的作用；同时可以促进排便，消除便秘，有效清理肠道，帮助减肥。

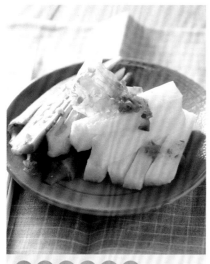

排毒养瘦功效
秋葵属于低脂肪、低热量、零胆固醇的食材，其黏液中的果胶可减少人体对脂肪和胆固醇的吸收，帮助排出毒素。

梅香秋葵拌山药

帮助消化＋保护肠胃

■ **材料：**
秋葵、山药各60克，柴鱼片少许

■ **调味料：**
紫苏梅肉2颗，盐、白糖各少许，米醋1/2小匙

■ **做法：**
❶ 秋葵洗净，余烫后沥干，切小段；柴鱼片洗净，烫熟备用。
❷ 山药洗净，去皮切条状，浸泡米醋约10分钟，捞起备用。
❸ 剩余调味料混合后，拌入秋葵段、山药条，最后撒上柴鱼片即可。

培根炒秋葵

增进食欲 + 清热润肠

■ 材料：

秋葵150克，培根75克，蒜1头，姜2片

■ 调味料：

橄榄油1小匙，米酒5大匙，盐、白糖、香油各
1/3小匙

■ 做法：

① 秋葵洗净，烫熟后过冷水，沥干，去蒂头，
对半斜切。

② 培根切片，蒜切末。

③ 热油锅，爆香蒜末、姜片，加培根片翻炒，
再加秋葵略炒，加入调味料调味即可。

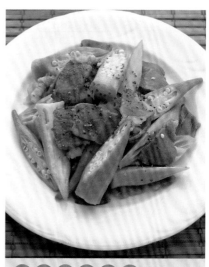

排·毒·养·瘦·功·效

　　秋葵除了含膳食纤维，还含
有钙、镁、铁、维生素A等营养
素，食用可润肠通便，加速排除
体内的代谢废物，预防便秘。

秋葵炒豆干

帮助消化 + 保护肠胃

■ 材料：

秋葵120克，豆干60克，辣椒1/2个，葱1根，
嫩姜1片

■ 调味料：

橄榄油2小匙，盐1/4小匙

■ 做法：

① 秋葵洗净去蒂头，切斜段；豆干切片；嫩姜
洗净，切丝；辣椒、葱洗净，切末。

② 热油锅，加辣椒末、嫩姜丝和葱末炒香，再
加豆干片略炒。

③ 加秋葵段和盐，翻炒至熟即可。

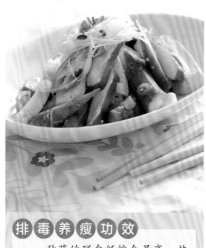

排·毒·养·瘦·功·效

　　秋葵的膳食纤维含量高，热
量低，其黏液中的果胶可保护肠
胃黏膜，帮助消化。

香炒核桃秋葵

保护胃肠 + 排除毒素

■ 材料：

核桃仁15克，竹笋100克，秋葵150克，蒜2瓣，胡萝卜50克

■ 调味料：

橄榄油2小匙，盐1/2小匙，白糖1/4小匙

■ 做法：

❶ 秋葵洗净，去蒂头切斜段；竹笋、胡萝卜去皮洗净，切小块；蒜、核桃仁拍碎。

❷ 热油锅，炒香蒜碎，再加胡萝卜块、竹笋块和秋葵段翻炒至熟。

❸ 加盐和白糖调味，再加核桃碎拌匀即可。

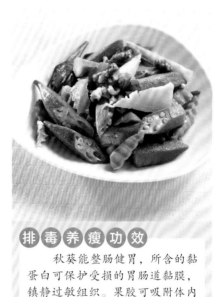

排 毒 养 瘦 功 效

秋葵能整肠健胃，所含的黏蛋白可保护受损的胃肠道黏膜，镇静过敏组织。果胶可吸附体内毒素，排出体外。

三色盖饭

健胃整肠 + 促进代谢

■ 材料：

秋葵、咸三文鱼各80克，米饭300克，鸡蛋4个

■ 调味料：

白糖2小匙，味噌3大匙，盐1/2小匙，薄盐酱油1小匙，盐1/4小匙

■ 做法：

❶ 咸三文鱼洗净，入烤箱烤5分钟，取出压碎。

❷ 秋葵洗净，用盐略搓，烫熟沥干，切片备用。

❸ 将鸡蛋和剩余调味料拌匀成蛋液，入锅以小火翻炒；待蛋液呈蛋松状，再放入秋葵片、咸三文鱼碎稍翻炒。

❹ 铺在米饭上即可。

排 毒 养 瘦 功 效

秋葵的膳食纤维含量高，热量低；黏液的果胶成分可保护胃肠黏膜，帮助消化，预防便秘。

西红柿

排毒有效成分
果胶、膳食纤维、钾、有机酸

食疗功效
促进消化
防癌美容

- **别名：** 番茄、洋柿子、小金耳

- **性味：** 性微寒，味甘、酸

- **营养成分：**
膳食纤维、茄红素、有机酸、维生素A、B族维生素、维生素C、钾、磷、铁等

○ **适用者：** 高血压患者、癌症患者、普通人　✗ **不适用者：** 气喘者、痛风及风湿病患者

西红柿为什么能排毒养瘦

1 西红柿含膳食纤维、果胶，能清洁肠道；西红柿的热量很低、饱腹感高，适合用来减肥。

2 西红柿中含有机酸，包括柠檬酸、苹果酸，能帮助消化，清除多余脂肪，轻松排毒。

西红柿主要营养成分

1 西红柿的维生素C含量丰富，又有维生素A，能协同发挥抗氧化的效果。

2 西红柿含 β-胡萝卜素、茄红素等类胡萝卜素，并含黄酮类物质及芸香素，都是抗氧化力很强的植化素。

西红柿食疗效果

1 西红柿抗氧化功能很强，有抗癌效果。西红柿的抗氧化成分很多，包括维生素A、维生素C、茄红素、芸香素，对前列腺癌、乳腺癌、肺癌、结肠癌有预防效果。

2 西红柿的钾钠比例高，对高血压患者、肾功能不全患者有益，能改善高血压、预防心血管疾病，也有助于肾病患者排除多余水分。

3 西红柿还能养颜美容，它的维生素A能保护皮肤，维生素C则可以美白肌肤。食用西红柿，能让肤质更好、更白皙。

4 西红柿中的褪黑激素和植物向光素非常容易互换，两者的生物作用都和环境光暗有关。食用西红柿，可帮助调整昼夜节律，帮助入睡。

西红柿食用方法

1 西红柿用油烹调后，它的胡萝卜素、茄红素更能发挥营养功效；但维生素C易被高温破坏，若想保留维生素C，加热时间不宜太久。

2 将西红柿、菠萝、蜂蜜搅打成果汁饮用，可促进胃肠蠕动、防治便秘；且低糖、高纤，有益血糖和体重的控制。

西红柿饮食宜忌

1 西红柿中的果胶遇到胃酸容易产生硬块，造成腹痛，所以空腹时不宜吃太多；西红柿也不宜与牛奶一同进食，否则也易产生类似的问题。

2 未成熟的西红柿常呈绿色，所含龙葵碱有毒，转红后才能食用。而本身即偏绿的西红柿，则要确定已软熟再食用。

桑葚西红柿黄瓜沙拉

抗氧化 + 帮助消化

■ **材料：**
西红柿100克，小黄瓜50克，桑葚、洋葱、西芹各30克

■ **调味料：**
水果醋2大匙

■ **做法：**

❶ 材料洗净。西红柿切瓣；小黄瓜切块；西芹切段；洋葱切丝。

❷ 所有材料和水果醋拌匀即可。

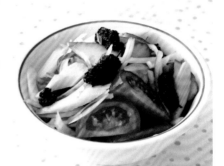

排毒养瘦功效

　　西红柿中的有机酸，包括柠檬酸、苹果酸，都具有帮助消化的功效，并且能清除多余脂肪，协助身体排出毒素，减少脂肪囤积。

西红柿炒蛋

排除毒素 + 健胃整肠

■ **材料：**
西红柿200克，鸡蛋4个，洋葱50克，葱1根

■ **调味料：**
橄榄油适量，白糖、盐各1小匙

■ **做法：**

❶ 将鸡蛋打在碗里，搅拌成蛋汁备用。

❷ 西红柿洗净，去蒂切块；洋葱洗净，去皮切末；葱洗净切段，备用。

❸ 热锅加油，将蛋汁入锅快速翻炒，炒熟后盛起备用。

❹ 用同一锅，热油爆香葱段，放入西红柿块和洋葱末，加少许水和调味料拌炒，再倒入步骤❸的材料炒匀即可。

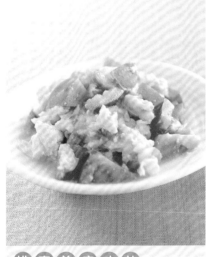

排毒养瘦功效

　　西红柿中的膳食纤维、果胶具有清肠排毒的功效；而且热量低、容易产生饱腹感，是适合用来减肥的优良食材。

茄子

排毒有效成分
膳食纤维、钾、维生素C、花青素

食疗功效
消水肿
保护心血管

- **别名：** 红皮菜、落苏、茄仔
- **性味：** 性凉，味甘
- **营养成分：**
  膳食纤维、B族维生素、维生素E、维生素P、钾、锌、铁、钙、花青素等

〇 **适用者：** 心血管疾病者　✗ **不适用者：** 结核病者、异位性皮肤炎患者、孕妇、肠胃虚寒及腹泻者

茄子为什么能排毒养瘦

1 茄子热量很低，膳食纤维较高，脂肪较低。其低热、高纤、低脂的特色很适合减肥人群食用。

2 茄子含有皂苷等多种成分，能降低胆固醇、血脂，并提升身体的代谢率，间接预防肥胖；另外，其钾钠比例较高，能消除水肿，避免水肿性肥胖。

茄子主要营养成分

1 茄子含量高的营养素有烟酸，有促进糖类、脂肪、酒精代谢的功效；并含有前花青素、维生素P等特殊营养素。

2 茄子的钾含量也颇丰富。钾有利于血管正常扩张，适合高血压患者食用。

茄子食疗效果

1 茄子能预防心血管疾病，含有的维生素P能增强血管弹性、防止破裂；维生素E、花青素能避免血管硬化；此外，还含有皂苷，能降低血液中的胆固醇。所以食用茄子，能预防冠心病、中风。

2 茄子能缓解大脑疲劳。它的维生素B_1、烟酸含量多，对神经系统、大脑有益，能缓解大脑疲劳，增强记忆力。

3 茄子的抗氧化功能很强，能抗癌、防老；维生素A、维生素C、维生素E能互相强化抗氧化效果，清除自由基，延缓衰老，并抗癌。

茄子食用方法

1 茄科作物常含龙葵碱，过量食用易引起人体中毒。这类茄子在外观上不易辨识，但食用时口中若有发麻感，就很可能表示龙葵碱已经过量，应立即停止食用。在烹调时加醋，能破坏其毒性。

2 茄子外皮有多酚类化合物等营养素，含量相当丰富，不宜去皮食用。

茄子饮食宜忌

1 茄子性凉，食用太多，易致孕妇不适。孕妇宜节制食用量。

2 肠胃虚寒、腹泻者不宜食用太多茄子，以免加重腹泻情况。

3 最好不要以油炸的方式烹调茄子，以免营养素流失，也不利于健康。

彩椒拌双茄

清热通便 + 消肿止血

■ 材料：
西红柿2个，彩椒1个，茄子150克，罗勒叶20克

■ 调味料：
橄榄油1大匙，柠檬汁少许，盐、酱油各1/2小匙

■ 做法：
❶ 所有材料洗净。西红柿切薄片；茄子和彩椒切长薄片，备用。

❷ 热锅加水，水滚后将步骤❶的材料放入烫3分钟，捞起放凉备用。

❸ 将所有调味料与步骤❷的材料搅拌，冷藏1小时，食用前撒上罗勒叶即可。

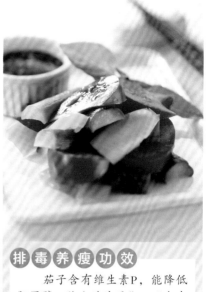

排 毒 养 瘦 功 效

茄子含有维生素P，能降低胆固醇、防止动脉硬化；且含丰富的膳食纤维，可改善便秘，帮助排出毒素。

橘香紫苏茄

降胆固醇 + 排毒利尿

■ 材料：
茄子100克，紫苏叶20克，白芝麻少许

■ 调味料：
金橘酱2大匙

■ 做法：
❶ 茄子洗净，切小段，泡水3分钟。

❷ 将茄子段放入蒸锅中蒸熟。

❸ 食用时，以紫苏叶包裹茄子段，撒上白芝麻，蘸金橘酱即可。

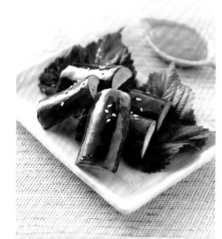

排 毒 养 瘦 功 效

茄子热量低，是适合减重者的优良食物；其所含的皂苷可降低胆固醇、血脂，提升身体代谢率，能间接预防肥胖的发生。

西蓝花

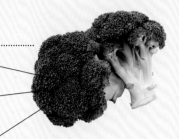

排毒有效成分
膳食纤维、维生素C、萝卜硫素、吲哚

食疗功效
通便减肥
防癌抗癌

● **别名**：青西蓝花、绿花椰菜

● **性味**：性平，味甘

● **营养成分**：
膳食纤维、维生素A、维生素C、维生素E、维生素K、钙、铁、叶酸、萝卜硫素等

○ **适用者**：普通人、癌症患者　　✗ **不适用者**：肾功能不佳、凝血功能异常者，甲状腺肿大者

西蓝花为什么能排毒瘦身

1 西蓝花的膳食纤维含量高，热量低，是低热、高纤的食物。

2 西蓝花很容易产生饱腹感。餐前吃一些西蓝花，即可降低饥饿感，不知不觉中减少热量摄取。

3 西蓝花中的营养素能促进血液循环，并有效帮助水液代谢，消除水肿。

西蓝花主要营养成分

1 西蓝花的维生素C含量尤其丰富。

2 因为西蓝花富含维生素A，所以有上佳的护肤、抗氧化效果。

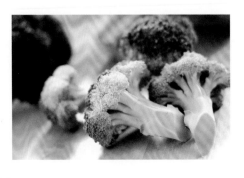

西蓝花食疗效果

1 西蓝花的抗癌功效受到普遍认可。它富含维生素A、维生素C、维生素E等抗氧化剂，能增强新陈代谢能力，提升免疫力；并含特殊的萝卜硫素及矿物质硒，能加强排毒功能。萝卜硫素能增强肝脏的解毒功能，把毒素分解成无毒的物质；硒则具有清除自由基的功效。

2 西蓝花中的吲哚类物质，对乳腺癌、直肠癌、胃癌、子宫颈癌、消化性溃疡的防治效果，受到大众普遍认可。

西蓝花食用方法

西蓝花加热时间不宜太久，以免营养流失；可先过热水，再快炒或蒸熟，能保留较多营养素。

西蓝花饮食宜忌

1 西蓝花对某些抗凝血药物有降低药效的作用，心脏病患者食用前宜向医师咨询。

2 西蓝花中有些成分会干扰甲状腺利用碘，致使甲状腺肿大。因此，甲状腺肿大或甲状腺功能低下者，食用时需注意。

西蓝花沙拉

高纤防癌 + 预防便秘

■ **材料：**
西蓝花100克，松子仁15克，花菜100克

■ **调味料：**
美乃滋2大匙，柳橙汁1大匙

■ **做法：**
① 所有材料洗净。西蓝花、花菜切小朵，烫熟后冰镇，沥干装盘。
② 松子仁余烫后，放进烤箱略烤至有香味。
③ 调味料调匀，与松子仁一起淋在西蓝花及花菜上即可。

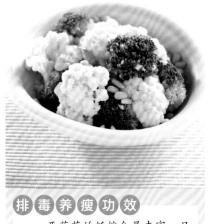

排 毒 养 瘦 功 效

　　西蓝花的纤维含量丰富，且热量很低，并含有维生素C，不仅可抗氧化、帮助维持身材，也能预防便秘，排出毒素。

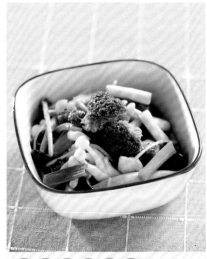

排 毒 养 瘦 功 效

　　西蓝花因为含有膳食纤维，而能吸附肠道中的代谢废物和多余的油脂，有助于将其排出体外，达到排毒减重的效果。

柳松菇烩西蓝花

排除毒素 + 抗菌防癌

■ **材料：**
西蓝花100克，柳松菇75克，葱1根，姜1片，蟹味菇50克

■ **调味料：**
橄榄油、蚝油各2小匙，水淀粉1小匙

■ **做法：**
① 所有材料洗净。西蓝花切小朵，余烫后捞起沥干。
② 柳松菇、蟹味菇剥小朵，葱切段，姜切丝。
③ 热油锅，爆香葱段、姜丝，倒入蚝油和水淀粉，炒匀。
④ 加西蓝花、柳松菇和蟹味菇，翻炒至入味即可。

金针花

排毒有效成分
维生素A、
维生素C、烟酸

食疗功效
抗氧化
提高代谢

● **别名：** 萱草、金针、黄花菜

● **性味：** 性微寒，味甘

● **营养成分：**
膳食纤维、天门冬素、
维生素A、B族维生素、维生素C、钾、磷、铁、锌、钙等

○ **适用者：** 神经过敏者、忧郁者、失眠者、产妇、用眼过度者　✗ **不适用者：** 皮肤瘙痒者

金针花为什么能排毒养瘦

1 金针花含烟酸，能降低胆固醇、甘油三酯，并促进血液循环；也含维生素A、维生素C等抗氧化成分，能提高身体代谢率。

2 金针花低热、低脂、高纤，不会造成身体负担，不易造成肥胖。钾的含量也高，能去除水肿、帮助水液代谢，使身材显得更轻盈。

金针花主要营养成分

金针花中含量较高的营养素有维生素A和膳食纤维；而维生素C含量亦丰富；所含膳食纤维对肠道健康特别有益。

金针花食疗效果

1 金针花含有钙、磷、维生素B_1、烟酸等能镇定神经的成分，因此素有"安神菜""忘忧草"的美名，能改善神经衰弱、失眠等症状，适量食用能去除烦闷，使人心情开朗。

2 金针花能护眼、护肤。金针花中的维生素A、叶黄素能保护眼睛；维生素A、维生素B_2、维生素C、烟酸则能保养皮肤。金针花中的维生素A与维生素C的含量都不低，能发挥很好的抗氧化功效。

3 中医认为，金针花能清除肺热、疏肝解郁，对于因燥热所引发的流鼻血有改善效果。

金针花处理方法

1 新鲜的金针花含秋水仙碱，易导致呕吐、腹泻等中毒症状。采摘后需先浸泡于水中2小时，去除水分后再烹调。

2 新鲜金针花烹调前必须去掉花蕾；干制品则应泡开并彻底洗净。

金针花饮食宜忌

市售新鲜金针花分成黄色花苞和绿色花苞两种，还有晒制成金针花干的成品。采购时需留意，有些金针花颜色太过鲜艳，可能添加了药物以保持色泽，反而会危害健康，不应选购。

香煎金针嫩鸡

降胆固醇 + 防止便秘

■ **材料：**
鸡肉120克，干金针花80克

■ **调味料：**
橄榄油2小匙，盐1/4小匙，酱油1/2小匙

■ **做法：**

❶ 材料洗净。鸡肉切块，用酱油腌10分钟。

❷ 热油锅，放入鸡肉块，以小火煎至表面呈金黄色，加入泡开的金针花、盐和水略炒。

❸ 转小火，焖煮约2分钟，加盐拌匀即可。

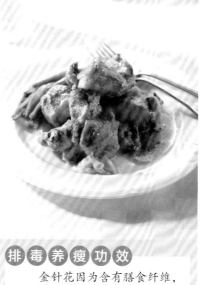

排 毒 养 瘦 功 效

　　金针花因为含有膳食纤维，所以能降低胆固醇，加强有毒物质代谢，促进肠道蠕动，防止便秘。

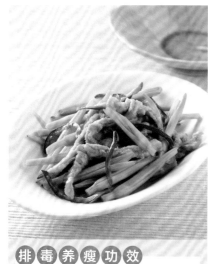

排 毒 养 瘦 功 效

　　金针花是低热、高纤的蔬菜，能刺激肠道蠕动，帮助有毒物质排出；而且钾的含量也高，具有去除水肿、促进水液代谢的功效。

金针花炒肉丝

促肠蠕动 + 消除水肿

■ **材料：**
干绿金针花150克，猪肉50克，辣椒1个，蒜3瓣

■ **调味料：**
橄榄油2小匙，酱油1小匙，米酒1/2小匙，盐、淀粉各1/4小匙

■ **做法：**

❶ 干绿金针花洗净，去硬梗，泡开；蒜切末，辣椒洗净切丝，备用。

❷ 猪肉洗好切丝，去血水，以酱油、米酒和淀粉腌10分钟。

❸ 热油锅，爆香蒜末和辣椒丝，加绿金针花和猪肉丝炒熟；起锅前，加盐翻炒均匀即可。

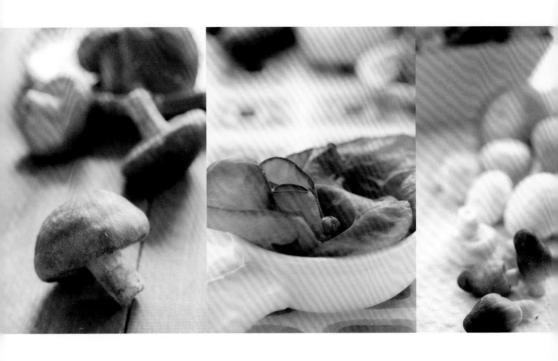

鲜美菌菇类

菌菇是蔬菜的一种，含有丰富的膳食纤维，可清肠，预防便秘。对于想变瘦的人来说，是既可补充体力又可减脂的食物。菌菇的热量低，又含腺嘌呤、胆碱等成分，能有效降低血脂。

菌菇类含近年颇受大众瞩目的营养成分——多糖体。多糖体能抗氧化、防癌，可增强免疫力，抑制恶性肿瘤的生长。

此外，香菇、黑木耳中含麦角固醇，经阳光照射可合成维生素D，对钙质吸收有帮助，能强健骨骼、牙齿。银耳、松茸菇又能养颜美容，通便排毒。

香菇

排毒有效成分
膳食纤维、胆碱、
葡聚醣、腺嘌呤

食疗功效
防癌抗癌
降胆固醇

● **别名**：香蕈、向蕈

● **性味**：性平，味甘

● **营养成分**：
蛋白质、烟酸、膳食纤维、
维生素B$_2$、维生素B$_6$、维生素C、维生素D、钾、镁、磷等

○ **适用者**：糖尿病、高血压、高脂血症患者　✗ **不适用者**：痛风、肾病患者及尿酸过高者

香菇为什么能排毒养瘦

1 香菇中的膳食纤维含量高，能帮助肠道排毒，且热量也不高，是低热、高纤的减肥佳蔬。

2 香菇含腺嘌呤，能促进肝脏中胆固醇的代谢，进而降低血中胆固醇；并含生物碱、葡聚糖、核酸等成分，能降低血液中胆固醇含量，适合高脂血症患者食用。

香菇主要营养成分

1 香菇的膳食纤维、蛋白质、钾、烟酸、锌含量很高；必需氨基酸的含量亦高，对人体帮助很大。

2 较为特殊的是，香菇中的维生素D含量丰富；而干香菇比新鲜香菇含更多维生素D，对于很少晒太阳的人来说，干香菇是上佳的食材。

香菇食疗效果

1 香菇能预防心血管病变，所含核酸、葡聚糖、胆碱等成分，能减少血液中胆固醇，增加血管弹性，预防心血管疾病。

2 香菇的膳食纤维含量丰富，能够促进排便，将体内毒素排出体外，并可降低胆固醇。

3 香菇中的麦角固醇是维生素D的前体物质，经阳光照射可合成维生素D，促进钙质吸收，预防骨质疏松，有益于牙齿和骨骼健康。

4 香菇含有特殊的多糖类，能提升免疫力、抗病毒，也能抑制癌细胞的生长、转移，对于预防胃癌、食道癌、大肠癌、子宫颈癌等，效果上佳。

香菇处理、食用方法

1 香菇可先经过曝晒再贮藏，能增加维生素D的含量。

2 干香菇食用前要先冲洗，再以温热水泡发；而香菇中的葡聚糖，经冲洗、浸泡后易流失，因此清洗的时间不宜太长；若连泡香菇的水一同入菜，更能吸收其营养。

香菇饮食宜忌

香菇含腺嘌呤，对肾病患者、痛风患者、病后体虚者、尿酸过高者、产妇较不利，以上人群应尽量避免食用。

双菇拌鸡肉

强身抗癌 + 促肠蠕动

■ 材料:

洋菇、生菜、小黄瓜各30克，鲜香菇4朵，鸡胸肉100克

■ 调味料:

橄榄油1大匙，酱油1小匙，白糖、黑胡椒各1/2小匙

■ 做法:

❶ 蔬菜洗净。小黄瓜、香菇均切块；洋菇对切；生菜撕成片状。

❷ 鸡胸肉洗净，烫熟后捞起，撕成丝。

❸ 热油锅，加入香菇块、洋菇和小黄瓜块炒熟，再加鸡肉丝、酱油、白糖和黑胡椒拌匀。

❹ 生菜装盘，将步骤❸中的材料置于生菜上即可。

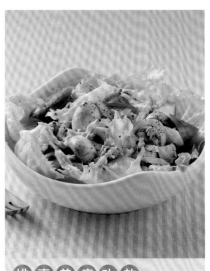

排 毒 养 瘦 功 效

香菇含丰富的矿物质、膳食纤维及多糖类化合物，可增强免疫力，促进肠道蠕动及抗癌。此道料理口感清爽，很适合减肥者。

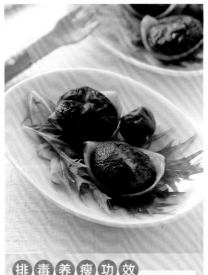

排 毒 养 瘦 功 效

香菇含有葡聚糖，能提升免疫力、抗病毒，也能抑制癌细胞的生长；丰富的水溶性膳食纤维，具有饱腹感。

酥炸梅肉香菇

抗老防衰 + 整肠健胃

■ 材料:

腌渍梅子6颗，鲜香菇6朵

■ 调味料:

盐1/2大匙，料酒3大匙，食用油、酱油、淀粉各1大匙

■ 做法:

❶ 梅子去核切丁；香菇洗净去蒂，在菇伞上划"十"字。

❷ 梅肉加入盐与酱油调味，填入香菇凹陷中。

❸ 淀粉加些水调成面糊，将香菇沾满面糊。

❹ 锅里放油加热，放入香菇炸熟即可。可以洗净的芝麻菜铺底。

小白菜炒香菇

排除毒素+消除宿便

■ **材料：**
小白菜100克，香菇6朵

■ **调味料：**
盐、酱油、食用油各适量

■ **做法：**

❶ 香菇用温开水浸泡，去蒂，划"十"字；小白菜洗净切段，备用。

❷ 锅中放油烧热，放入小白菜段略炒，再放入香菇一起炒。

❸ 锅中加入适量水，以盐与酱油调味，盖上锅盖，将小白菜段煮软即可。

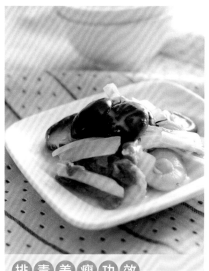

排 毒 养 瘦 功 效

　　香菇富含膳食纤维，其排毒功效相当优越，能帮助消除体内堆积的毒素，并改善宿便堆积所导致的便秘。

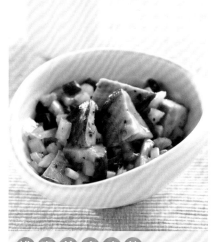

排 毒 养 瘦 功 效

　　香菇含有丰富的多糖体，能增强人体免疫力、防癌抗老；其中所含的膳食纤维则可促进肠道蠕动，排除体内多余毒素和代谢废物。

香油胡椒炒香菇

促进排便+提升免疫力

■ **材料：**
香菇8朵，洋葱40克，芹菜20克，葱花15克

■ **调味料：**
香油2小匙，米酒1小匙，黑胡椒、酱油各1/2小匙

■ **做法：**

❶ 香菇洗净去蒂，切小块备用。

❷ 洋葱、芹菜洗净，切碎末备用。

❸ 热锅加入香油，放步骤❶、步骤❷中的材料和米酒一起翻炒；待材料炒透时，再加酱油和黑胡椒调味，最后撒上葱花即可。

金针菇

排毒有效成分
膳食纤维

食疗功效
帮助代谢
增强免疫力

● **别名：** 金丝菇、金菇、金钱菇、增智菇

● **性味：** 性寒，味咸

● **营养成分：**
蛋白质、维生素B_1、维生素B_2、维生素C、烟酸、膳食纤维、钾、锌、磷、铁等

○ **适用者：** 儿童、免疫力低下者　✗ **不适用者：** 关节炎患者、肾功能不全患者

金针菇为什么能排毒养瘦

1 金针菇的热量低，不会造成身体负担。

2 金针菇膳食纤维含量高，能清除肠道中的胆固醇与毒素，预防宿便堆积；而膳食纤维也能吸附、带走肠道中的胆汁酸，间接降低血液中胆固醇含量，降低血脂。

金针菇主要营养成分

1 金针菇含量较多的营养，包括膳食纤维、钾、烟酸、铁、锌。其合适的钾钠比例对高血压患者有利；金针菇富含烟酸，对于常暴饮暴食、饮酒的人来说，是能帮助代谢的佳蔬。

2 金针菇所含蛋白质的营养价值高，有18种氨基酸，其中8种为人体所必需的氨基酸。

金针菇食疗效果

1 金针菇中的赖氨酸、精氨酸含量丰富，对儿童智力发育有帮助，因此又名"增智菇"。

2 金针菇中的金针菇素，是一种抗癌能力很强的多糖体，能抑制癌细胞增殖，增强人体免疫力。

3 金针菇的维生素B_1含量特别丰富，具有促进能量代谢、保持神经系统功能正常的功效。

4 金针菇的烟酸含量高，有助血管正常扩张，可降低高血压。

金针菇食用方法

水煮能使金针菇的维生素B_1、维生素B_2溶于汤汁，食用时宜连汤一起食用。烹煮时间也不宜过久，以免营养价值高的蛋白质流失。

金针菇饮食宜忌

1 因为金针菇含秋水仙碱，必须煮熟再食用；若生食，易导致呕吐、腹泻，煮熟后则对人体无害。

2 金针菇的钾、磷含量高，肾功能不全患者不宜食用太多。

3 金针菇有强化免疫力的功效，因此还在化疗中的癌症患者、系统性红斑狼疮患者、类风湿性关节炎患者，都应暂时禁食。

红烧金针菇

增强免疫力 + 促进消化

■ 材料：

金针菇50克，胡萝卜20克，银耳、黑木耳各30克

■ 调味料：

橄榄油、酱油各1小匙，香油、盐各1/4小匙

■ 做法：

❶ 所有食材洗净。金针菇去根部；银耳、黑木耳泡开，切丝；胡萝卜去皮切丝，备用。

❷ 取锅加水，氽烫所有食材，捞出沥水，放凉备用。

❸ 热锅放油，加剩余调味料和步骤❷中的食材，再加少许水，略烧至入味即可。

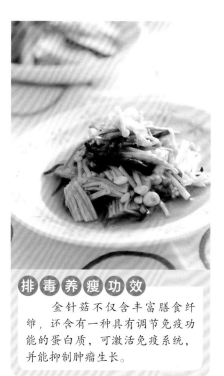

排 毒 养 瘦 功 效

　　金针菇不仅含丰富膳食纤维，还含有一种具有调节免疫功能的蛋白质，可激活免疫系统，并能抑制肿瘤生长。

甜豆荚炒金针菇

利水祛湿 + 改善便秘

■ 材料：

甜豆荚80克，金针菇120克，辣椒1个，蒜3瓣

■ 调味料：

橄榄油2小匙，盐1/2小匙

■ 做法：

❶ 甜豆荚洗净、去头尾，辣椒洗净，二者均切丝；蒜切末；金针菇冲净、剥散。

❷ 热油锅，爆香蒜末，加其他食材炒熟。

❸ 起锅前，加盐调味即可。

排 毒 养 瘦 功 效

　　金针菇可以清洁肠胃，去除肠内代谢废物和多余的胆固醇，其还含有丰富的膳食纤维，可改善便秘。

银耳

排毒有效成分
膳食纤维、
多糖类

食疗功效
养颜美容
润肠通便

- **别名：** 白木耳、雪耳

- **性味：** 性平，味甘

- **营养成分：**
膳食纤维、B族维生素、维生素D、钠、钾、
钙、磷、镁、铁、锌等

○ **适用者：** 月经失调、产后虚弱者　✗ **不适用者：** 风寒感冒患者、痰多者

🍎 银耳为什么能排毒养瘦

1. 银耳的膳食纤维，经久煮后能变成胶状，容易使人有饱腹感，减少再进食的欲望；又能作为肠道的"清道夫"，排除肠道中的脂肪与胆固醇，并能间接降低血脂。

2. 银耳的膳食纤维，具有优良的清肠功能。有不少医疗院所将银耳制作成患者的甜点，以避免久卧的患者发生便秘，其通便效果良好。

😊 银耳主要营养成分

1. 银耳含铁，还含有珍贵的维生素D，有益于维护骨骼健康；胶质能维护皮肤弹性，是其独特的营养素。

2. 银耳中的氨基酸有17种，其中有7种是人体必需氨基酸；而多糖体的含量也相当丰富。

🐨 银耳食疗效果

1. 银耳以美容功效闻名，是我国传统珍贵补品，素有"富人吃燕窝，穷人吃银

耳"的说法。银耳含胶质，能避免肌肤松弛而产生皱纹，还可维持肌肤弹性，保持肌肤锁水能力。长期食用银耳，能缓解脸部的黄褐斑、雀斑。

2. 银耳所含的多糖类物质，能提升免疫力，强化骨髓造血功能，还能抑制肿瘤。

3. 银耳与多数菇类一样，有维生素D的前体物质——麦角固醇。麦角固醇在阳光照射后，能合成维生素D，对钙质的吸收很有帮助。

4. 银耳的膳食纤维含量十分丰富，可以降低血液和肝脏内的胆固醇，促进体内的代谢废物顺利排出体外。

☀ 银耳选购、处理、食用方法

1. 购买银耳时，不宜选购颜色过白者；颜色过白的通常是经过漂白，应选择颜色微黄者。

2. 市售银耳多已干燥，处理时可先以水浸泡2小时；冲洗掉杂质后，再用温水泡发约30分钟；泡发后将蒂头去除，即可

煮食。

3 煮食时间不宜过短，足够的加热时间能使其胶质与多糖物质溶出，有助人体吸收；且加热时间久，能使银耳易于消化，对于消化不良者、老年人的吸收都有帮助。

🥢 银耳饮食宜忌

1 银耳若味道变酸、变色、存放过久或有腐坏迹象时，不可食用。

2 银耳中的维生素D，可以促进牛奶中的钙质被人体吸收，因此吃银耳甜汤时可加入鲜奶。

3 银耳有抗凝血作用，出血性疾病患者应避免食用。

4 银耳搭配不同的食材食用，冬天可以进补，夏天可以退火解毒。

咖喱银耳烩鲜蔬

整肠排毒 + 调节血糖

■ 材料：
干银耳50克，胡萝卜50克，西蓝花75克，四季豆30克

■ 调味料：
橄榄油1小匙，咖喱粉1大匙，脱脂鲜奶1杯，盐1/4小匙，白糖1/2小匙，水淀粉2小匙

■ 做法：

❶ 所有材料洗净。干银耳泡水至软，去蒂切大片；西蓝花切小朵；胡萝卜去皮切块；四季豆切段，备用。

❷ 热油锅，炒香咖喱粉，加鲜奶煮匀，再加入所有食材、盐和白糖，以中火烩煮5分钟。起锅前用水淀粉勾芡即可。

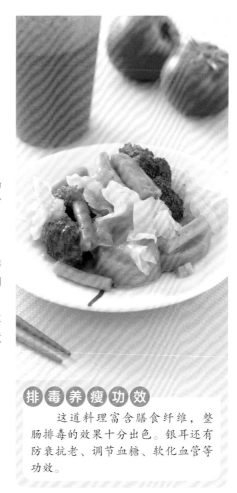

排 毒 养 瘦 功 效

这道料理富含膳食纤维，整肠排毒的效果十分出色。银耳还有防衰抗老、调节血糖、软化血管等功效。

银耳红枣汤

促进排便＋降胆固醇

■ **材料：**
干银耳、莲子各30克，红枣10克

■ **调味料：**
冰糖2小匙

■ **做法：**

❶ 干银耳以冷水泡软，挑出杂质并摘除尾端蒂头；红枣、莲子洗净，备用。

❷ 将银耳、莲子放入水中，以小火慢炖4小时。

❸ 加入红枣与冰糖，以中火煮滚，搅拌至冰糖溶化即可。

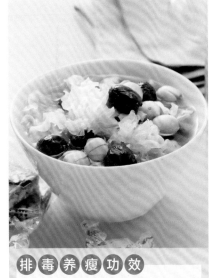

排 毒 养 瘦 功 效

　　银耳中的膳食纤维含量尤其丰富，可降低血液和肝脏内的胆固醇；热量又低，吃了不易发胖。

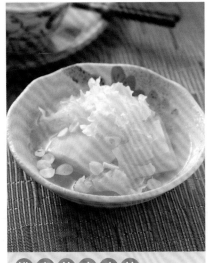

排 毒 养 瘦 功 效

　　银耳含丰富的胶质，除了能避免肌肤松弛而产生皱纹，还有吸水膨胀的功能，吃后易有饱腹感，可减少对其他食物的摄取。

青木瓜炖银耳

帮助减重＋对抗衰老

■ **材料：**
青木瓜200克，杏仁50克，干银耳10克

■ **调味料：**
冰糖1大匙

■ **做法：**

❶ 将干银耳泡发，去蒂沥干；青木瓜去皮切块，备用。

❷ 银耳、青木瓜块和杏仁倒入炖盅内，加3杯水，盖上盖子，隔水炖煮2小时。

❸ 加冰糖调味即可。

黑木耳

排毒有效成分
膳食纤维、
多糖体

食疗功效
清血补血
增强免疫力 抗癌

- **别名：** 木须、桑耳、黑菜

- **性味：** 性平，味甘

- **营养成分：**
蛋白质、膳食纤维、维生素B_2、
钙、铁、钠、镁、钾、烟酸、多糖体等

⭕ **适用者：** 便秘者、贫血者、癌症患者 ❌ **不适用者：** 手术后出血者、气虚者、孕妇、过敏体质者

🌶 黑木耳为什么能排毒养瘦

1 黑木耳热量低，食用后不会造成身体负担。

2 黑木耳含卵磷脂，能使血管中的胆固醇乳化，使胆固醇容易被代谢而排出体外，具有降低血脂的效果。

3 黑木耳中的膳食纤维含量很高，能预防便秘、排除肠道毒素；黑木耳又含植物胶质，吸附肠道代谢废物的能力相当强，对清洁肠道有良好效果。

😊 黑木耳主要营养成分

1 黑木耳中，矿物质含量较丰富，富含钙与铁，并含少量维生素B_2。因为铁、钙的含量丰富，所以黑木耳是素食者取代肉类，用来补充铁、钙的好食物，有"素中之肉"的美名。

2 黑木耳含有8种人体必需氨基酸，其中以亮氨酸、赖氨酸较多。另外，黑木耳还含有功效出色的多糖体与胶质。

🐘 黑木耳食疗效果

1 黑木耳含铁量高，有助于改善贫血，强化造血功能。

2 黑木耳有抗凝血作用，能预防血栓形成，改善动脉硬化；对高脂血症患者有益，能预防心血管疾病。

3 黑木耳也含有菇类特有的多糖体，其酸性多糖能抗氧化，有防癌功效。

☀ 黑木耳处理方法

处理黑木耳时，以热水浸泡，会失去其保水度，宜用冷开水清洗与浸泡。

🧑‍⚕ 黑木耳饮食宜忌

1 孕妇不宜吃太多黑木耳，否则易影响胚胎的稳定与发育，有流产的风险。

2 黑木耳有抗凝血的作用，所以手术前后的患者不宜食用。

3 黑木耳有种光敏感物质，体质易过敏的人食用后曝晒在阳光下，可能引发皮肤过敏。因此，过敏者宜谨慎选择食用。

黄豆拌木耳

帮助代谢 + 滋润肠道

■ 材料：
黄豆50克，黑木耳150克

■ 调味料：
盐1/4小匙，胡椒粉、香油各少许

■ 做法：
❶ 黄豆泡水3小时，蒸熟后沥干。
❷ 黑木耳洗净切片，氽烫沥干备用。
❸ 将黄豆、黑木耳及调味料拌匀即可。

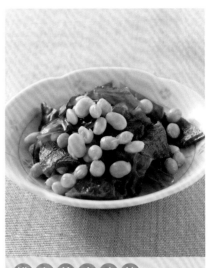

排 毒 养 瘦 功 效
　　黑木耳富含膳食纤维及B族维生素，能帮助代谢，并有排毒通肠的作用。

木耳炒时蔬

消脂排毒 + 健胃整肠

■ 材料：
干香菇2朵，干黑木耳3朵，胡萝卜25克，白菜80克

■ 调味料：
盐、食用油各适量

■ 做法：
❶ 干香菇与干黑木耳泡软洗净，并切丝。
❷ 胡萝卜与白菜洗净。胡萝卜去皮，和白菜均切细丝。
❸ 热锅加油，放入所有材料以大火快速翻炒，再加适量盐翻炒至熟透即可。

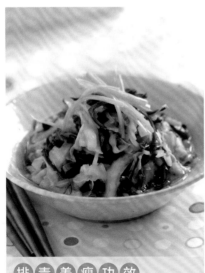

排 毒 养 瘦 功 效
　　黑木耳因含有丰富的膳食纤维及胶质，可以吸附肠道中的代谢废物及脂质，故能加速体内毒素排出，减脂瘦身。

平菇

排毒有效成分
膳食纤维、
平菇素

食疗功效
增强体力
改善肌肉酸痛

- **别名：** 秀珍菇、蚝菇

- **性味：** 性微温，味甘

- **营养成分：**
  蛋白质、脂肪、膳食纤维、
  维生素A、B族维生素、维生素C、钾、磷等

○ **适用者：** 好饮酒者、肌肉酸痛者　✗ **不适用者：** 痛风患者、肾病患者

平菇为什么能排毒养瘦

1 平菇的热量低，适量食用不会对身体造成负担。

2 平菇含有平菇素，适量食用能降低胆固醇，具有降低血脂的功效，能保护血管、预防动脉硬化。

3 平菇含维生素A、B族维生素、维生素C，能促进代谢，促使脂肪、蛋白质、糖类等大分子被充分利用，维持良好代谢水平，对预防肥胖有帮助。

平菇主要营养成分

1 平菇的烟酸、钾含量较高，暴饮暴食、常大量饮酒及水肿的人食之有益。

2 平菇富含蛋白质；平菇含18种氨基酸，有8种是人体必需氨基酸。

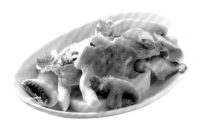

平菇食疗效果

1 平菇所含多糖体，能抗氧化，对抗多种癌症。

2 平菇含有核酸，能够促进血液循环，改善肌肉酸痛、手脚麻痹的问题。

3 平菇能减少人体血清中的胆固醇，并可防治肝炎、胃溃疡、十二指肠溃疡。

平菇处理、保存、食用方法

1 处理平菇时，只要将蒂头切掉一部分，以水冲净即可；若要冷藏，擦去水后密封，再放入冰箱保存。

2 平菇经烹调后，会缩水变小，口感润滑。因为本身味道较淡，可加入少许香料热炒烹调，更能突出其淡淡清香；烹调的方式，可热炒、煮汤、涮火锅。

平菇饮食宜忌

1 平菇嘌呤值较高，痛风与肾病患者不宜多吃。

2 平菇含有丰富的膳食纤维，搭配肉类，可以抑制胆固醇的吸收，同时可促进人体吸收肉类中丰富的营养物质。

松茸菇

排毒有效成分
精氨酸、多糖体、膳食纤维

食疗功效
强健肌肉
养颜美容

● **别名：** 灵芝菇、榆菇

● **性味：** 性平，味甘

● **营养成分：**
蛋白质、多糖体、维生素B_2、维生素D、烟酸、膳食纤维、钾、磷、镁、钙、铁、锌、硒等

○ **适用者：** 儿童、易疲劳者　　✗ **不适用者：** 痛风及肾病患者

🍎 松茸菇为什么能排毒养瘦

1 松茸菇的维生素B_2含量丰富，且含精氨酸，有帮助脂肪代谢的效果，能改善肥胖。

2 松茸菇也是低热量、高纤的菇类，有助降低肠道中的胆固醇和脂肪囤积的概率；并含多糖体，可抗氧化、排除体内毒素；松茸菇中的多糖体则有抗癌、抗菌的作用。

松茸菇主要营养成分

1 松茸菇中的维生素B_2、烟酸、维生素D含量都很丰富；又含可抗氧化的多糖体；帮助水液代谢的钾含量也相当丰富。

2 松茸菇的蛋白质营养多样，其氨基酸种类高达18种，是一种滋补强身的有效食材。

松茸菇食疗效果

1 松茸菇中的烟酸、维生素B_2含量高，有预防皮炎、过敏性皮炎的功效，可养颜美容。

2 松茸菇的鲜美滋味来自谷氨酸，适量食用具有活化大脑细胞、消除脑部疲劳的效果。

3 松茸菇含有氨基酸中的赖氨酸、精氨酸、天门冬氨酸，对修复组织、去除疲劳、促进成长发育有帮助；并有助于消除运动后的疲劳，帮助代谢脂肪。

4 松茸菇与其他菌菇类一样，含有多糖体，能抗氧化、防癌、提升免疫力；并含有硒，可分解已被氧化的脂肪，避免其留存体内而加速机体老化，也可辅助多糖体加强防癌效果。

☀ 松茸菇食用方法

1 松茸菇烹煮时间不宜太久，否则其鲜美口感容易流失；其营养物质易溶于水中，连汤汁一起食用，效果更佳。

2 松茸菇烹调的方式很多，炒、蒸、烩、煮火锅、煮汤都相当美味。

✚ 松茸菇饮食宜忌

松茸菇中的嘌呤含量较高，痛风及肾病患者宜少食。

茼蒿拌松茸菇

防癌抗癌 + 健胃整肠

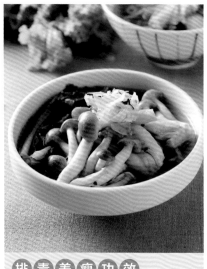

■ 材料：
茼蒿200克，松茸菇100克，高汤1杯，柴鱼片5克

■ 调味料：
柴鱼酱油1大匙

■ 做法：
1. 茼蒿洗净，切段；松茸菇洗净，撕小朵备用。
2. 高汤煮滚，加入柴鱼酱油调匀。
3. 放入茼蒿段和松茸菇，烫熟后熄火捞起。
4. 食用前拌入柴鱼片即可。

排 毒 养 瘦 功 效

　　医学研究发现，松茸菇可以增强人体免疫力，抑制癌细胞产生；其丰富的膳食纤维有助排出毒素。

奶油炒双菇

抗癌防老 + 整肠通便

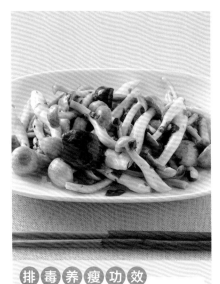

■ 材料：
松茸菇、柳松菇各75克，罗勒5克，蒜3瓣

■ 调味料：
奶油2小匙，盐1/4小匙，黑胡椒适量

■ 做法：
1. 松茸菇、柳松菇切去根部，洗净；蒜和罗勒洗净切末。
2. 以奶油热锅，炒香蒜末，加入松茸菇、柳松菇，炒至熟软。
3. 加盐和黑胡椒调味，最后撒上罗勒末即可。

排 毒 养 瘦 功 效

　　松茸菇与柳松菇都富含多糖体，能提升人体免疫力，增强巨噬细胞的活力；丰富的维生素B_2也有助脂肪代谢，改善肥胖。

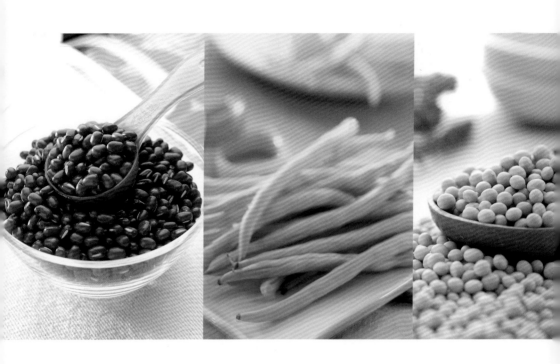

豆类及其制品

　　豆类及其制品的特色是有较高含量的蛋白质和糖类，所以热量并不算低，尤其是黄豆、黑豆，因为脂肪含量高，热量更高。但豆类及其制品的脂肪通常是不饱和脂肪酸；其蛋白质是优质蛋白，能帮助人体降低血脂，并可促进脂肪代谢。所以豆类及其制品即使热量偏高，但只要控制食量，对人体健康还是有益的。

　　另外，豆类及其制品含有强大的抗氧化成分，如皂苷、花青素，既能避免脂肪氧化，还能预防心血管疾病；其膳食纤维含量则与绿色蔬菜类食材不相上下，所以也能促进肠道健康，预防便秘。

绿豆

排毒有效成分
膳食纤维、维生素、植物固醇

食疗功效
利尿解毒　降血压

- **别名：** 青豆子、青小豆、文豆
- **性味：** 性凉，味甘
- **营养成分：**
  蛋白质、糖类、膳食纤维、钾、钙、铁、磷、锌、维生素A、B族维生素、维生素C、维生素E等

○ **适用者：** 动脉硬化及高胆固醇血症患者、身体燥热者　✗ **不适用者：** 体质虚寒者、肠胃虚弱者

绿豆为什么能排毒养瘦

1. 绿豆营养丰富，它脂肪很少、膳食纤维高，对降低胆固醇、血脂很有帮助；但绿豆热量偏高，减肥者宜控制食用量。

2. 绿豆维生素B_2、烟酸的含量高，它们是糖类、脂肪代谢所需的基本营养素；另外又含有丰富的维生素E，具抗氧化功效，能减少胆固醇被氧化的概率，避免相关疾病的发生。

3. 绿豆的膳食纤维含量高，能有效预防便秘；又含植物固醇，可排除肠道中的胆固醇，对肠道排毒助益很大。

绿豆主要营养成分

1. 绿豆蛋白质含量很高，可与肉类媲美；膳食纤维也很高，比菠菜等常见蔬菜要高。维生素E、维生素B_1、维生素B_2、烟酸、钾、铁、锌含量也丰富。

2. 绿豆钾钠比例很高，是营养价值高的食物。

绿豆食疗效果

1. 绿豆的皮能清热，果仁能解毒，是夏季不可或缺的降火、利尿食材。

2. 绿豆的铁含量高，有助造血；而钾含量高，能改善高血压。

3. 绿豆对心血管有益，能排除多余水分、降低血液中胆固醇含量、增加血管弹性，是养生保健的好食材。

4. 绿豆中的B族维生素含量丰富，能消除疲劳、补充体力；饮酒过量的人多吃绿豆，能帮助代谢，预防酒精中毒。

5. 绿豆所含的维生素A、B族维生素、维生素C和维生素E，具有养颜美容、预防衰老的功效。

绿豆食用方法

绿豆能做成很多副食，如绿豆饭、绿豆糕、绿豆粉、绿豆粥；而绿豆加米煮成绿豆饭，常吃能强化肝功能。

绿豆饮食宜忌

1. 腹泻、肠胃虚弱的人不能吃太多；绿豆蛋白较难消化，多吃易加重肠胃负担。

2. 绿豆性凉，因此体质偏寒、容易手脚冰冷者，不宜食用太多，以免造成不适。

高纤绿豆炒饭

帮助排毒＋强健心血管

■ **材料：**

胡萝卜丁、芦笋丁、豌豆仁各10克，薏苡仁30克，葱花5克，糙米70克，绿豆40克

■ **调味料：**

橄榄油1/2大匙，盐、酱油各1/2小匙

■ **做法：**

❶ 糙米、绿豆和薏苡仁洗净，泡水1小时，再放入电锅煮熟。

❷ 胡萝卜丁、芦笋丁、豌豆仁分别放入沸水中汆烫，捞起沥干。

❸ 热油锅，炒香葱花，加步骤❶的材料翻炒，再加步骤❷的材料、盐和酱油炒匀即可。

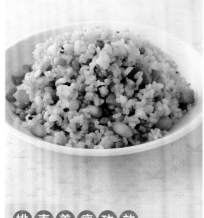

排 毒 养 瘦 功 效

糙米、绿豆、薏苡仁含有丰富的膳食纤维，有助肠道蠕动，可以增强肠道的排毒功能，助力身体健康。

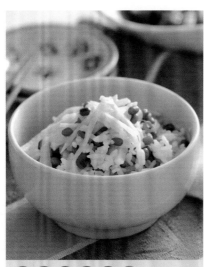

排 毒 养 瘦 功 效

绿豆的膳食纤维含量高，能预防便秘；其又含植物固醇，能排除肠道中的胆固醇，对肠道排毒助益很大。

香笋绿豆饭

清热解毒＋吸附油脂

■ **材料：**

新鲜竹笋50克，大米1杯，绿豆1杯

■ **做法：**

❶ 竹笋洗净，去皮切丝备用。

❷ 将所有食材洗净后，放入电锅内锅中。

❸ 加水至锅中，以电锅煮熟即可。

红枣绿豆粥

抗氧化＋清热利尿

■ 材料：
绿豆20克，红枣5颗，大米50克

■ 调味料：
红糖1大匙

■ 做法：

❶ 材料洗净，红枣去核，切片。

❷ 绿豆、大米和红枣放入锅中，加水煮沸，转小火熬煮约20分钟成粥。

❸ 加红糖调味后即可。

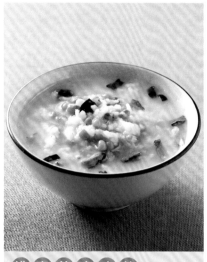

排毒养瘦功效

　　绿豆的皮能清热，果仁能解毒，是夏季降火、利尿的好食材。红枣含有丰富的抗氧化植化素，有益于人体排毒。

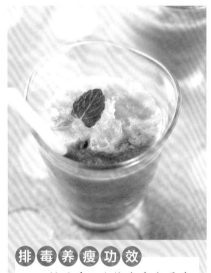

排毒养瘦功效

　　绿豆中B族维生素含量丰富，能减轻疲劳、补充体力，也能帮助提升体内的新陈代谢率。食用此冰沙，对于减重是有助益的，但需要自己控制食用量。

奶香绿豆沙

提高代谢＋减轻疲劳

■ 材料：
鲜奶1/8杯，冰块100克，熟绿豆150克

■ 调味料：
蜂蜜1大匙

■ 做法：

❶ 将熟绿豆、适量冷开水和蜂蜜一起倒入果汁机中，打匀。

❷ 续加鲜奶、冰块，打成冰沙。

❸ 把步骤❷的材料倒入杯中即可。可以洗净的薄荷叶装饰。

红豆

排毒有效成分
膳食纤维、皂苷、B族维生素

食疗功效
降胆固醇
消除水肿

- **别名：** 赤豆、赤小豆、红小豆、小豆
- **性味：** 性平，味苦
- **营养成分：**
蛋白质、糖类、膳食纤维、皂苷、钙、铁、钠、镁、钾、维生素B_1、维生素B_6、维生素E、烟酸等

○ **适用者：** 生理期女性、高血压患者、脚部水肿者　✗ **不适用者：** 易胀气、肠胃功能不佳及尿频者

🍎 红豆为什么能排毒养瘦

1 红豆是深受大众欢迎的减肥食物，有多管齐下的减肥效果。膳食纤维含量高，能清除肠道中的废物，并预防便秘；B族维生素含量丰富、种类多，能帮助糖类、脂肪代谢，避免热量囤积；另外，钾钠比例高，能改善水肿型肥胖。

2 皂苷、膳食纤维能清除肠道、血液中的代谢废物，有助胆固醇的排除，对向心性肥胖有较佳的改善效果，也能降低血脂。

3 红豆热量较高，所以每次食用量不宜太多；优点是铁、B族维生素含量高，即使减肥时食用，也能保有好气色与活力。

🎡 红豆主要营养成分

红豆与绿豆有相近的营养。相较而言，红豆的烟酸、钾、铁、锌含量多；红豆中蛋白质与膳食纤维、维生素E、维生素B_1、维生素B_6的含量均比绿豆更丰富；钾钠比例高，有利于消除水肿。

🐨 红豆食疗效果

1 红豆中的皂苷，能调节体内水分，同时还含有丰富的钾。两者都有助消除水肿；对肝硬化所引起的水肿也有效。

2 B族维生素的含量高，能帮助糖类、脂肪、蛋白质代谢，可消除疲劳，减轻肌肉酸痛，使人充满活力。

3 红豆为女性生理期的进补首选，其含铁量高，能帮助人体造血与补血，对血液循环不良、新陈代谢差造成的手脚冰冷有改善效果。

☀ 红豆食用方法

1 红豆在消化过程中易引起胀气，烹饪时加些盐能避免胀气。

2 皂苷多存在于红豆的外皮中，所以红豆沙的营养不如红豆汤丰富。

✚ 红豆饮食宜忌

1 煮红豆不宜用铁锅，因红豆中的色素会与铁结合，变成黑色。

2 红豆有利尿效果，有尿频问题者应尽量少吃。

红豆山药汤

降胆固醇＋健脾养胃

■ **材料：**
红豆60克，山药100克

■ **调味料：**
红糖2大匙

■ **做法：**

① 红豆泡水4小时，山药去皮洗净，切小块。

② 红豆和适量水倒入锅中，煮沸后转小火，再煮25分钟。

③ 加山药块，转大火煮沸，再转小火续煮5分钟，熄火，闷15分钟。

④ 加红糖调味即可。

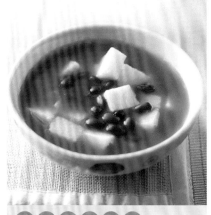

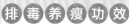

排 毒 养 瘦 功 效

红豆中的膳食纤维能清除肠道、血液中的胆固醇；对向心性肥胖有较佳的改善效果，同时也能降低血脂。

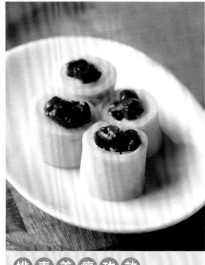

排 毒 养 瘦 功 效

红豆中的皂苷能调节体内水分，且钾的含量也高，两者都有助消除水肿。对于水肿型肥胖者是很好的食物。

香甜豆沙卷

稳定情绪＋消除水肿

■ **材料：**
面饼皮4张，红豆100克

■ **调味料：**
橄榄油1大匙，白糖2小匙

■ **做法：**

① 红豆洗净，浸泡6小时后捞出沥干。

② 面饼皮放入油锅，煎至双面金黄色后盛起。

③ 红豆和水放入锅中，煮开后转小火，续煮30分钟，再加白糖，拌匀成红豆沙。

④ 把红豆沙铺在饼皮上，卷起，切段即可。

提示 减少体内脂肪，抗氧化，补血

黑豆

排毒有效成分
膳食纤维、皂苷、
亚麻油酸、花青素

食疗功效
消除水肿
降血脂

- **别名：** 乌豆、黑大豆
- **性味：** 性平，味甘
- **营养成分：**
  蛋白质、糖类、脂肪、膳食纤维、钙、铁、
  钠、镁、钾、B族维生素、维生素E、花青素等

○ **适用者：** 高血压患者、贫血者、肥胖者　✕ **不适用者：** 过敏体质者

🍎 黑豆为什么能排毒养瘦

1 黑豆所含的不饱和脂肪酸，具有降低低密度脂蛋白的功效，也能降低血脂。

2 黑豆中的皂苷，能抑制脂肪吸收，并可分解脂肪，预防肥胖。

3 黑豆的膳食纤维含量相当高，能预防便秘，并清除肠道中的胆固醇等。

黑豆主要营养成分

　　黑豆的营养相当丰富，含有蛋白质、脂肪、维生素A、维生素E、钾、铁、膳食纤维等，还含有丰富的B族维生素；此外，矿物质钙、镁、磷、锌的含量也很高，是一种能抗氧化、美容的好食材。但脂肪含量比红豆、绿豆高，想减肥者不宜一次性吃太多。

🐷 黑豆食疗效果

1 黑豆有多种抗氧化成分，包括异黄酮素、维生素E、花青素等，能清除体内自由基，并延缓衰老。

2 黑豆对心血管健康也有帮助。黑豆含亚麻油酸等不饱和脂肪酸、维生素E、皂苷、钾及其他抗氧化物质，能避免血脂氧化，又能清除多余水分，预防高血压和动脉硬化。

3 黑豆的钾钠比例很高，具有良好的消除水肿效果；铁质含量也很高，能帮助造血、预防贫血。

☀ 黑豆食用方法

　　黑豆加水煮食，花青素会溶入水中，所以食用时，宜连水一起吃，会更有营养。

✚ 黑豆饮食宜忌

1 黑豆不宜生食，黑豆中有多种成分会影响营养素的吸收。黑豆中含有抗胰蛋白酶，生食会影响蛋白质的吸收率，易导致腹泻；另外，生食黑豆，也易影响甲状腺功能，甚至对肠道黏膜造成伤害。

2 食用黑豆时，不宜吃太多，否则会使铁质的吸收率下降。

四季豆

排毒有效成分
膳食纤维、皂苷、β－麦胚固醇

食疗功效
利尿消肿
保健心血管

● **别名：** 架豆、芸豆、刀豆

● **性味：** 性平，味甘、淡

● **营养成分：**
蛋白质、糖类、脂肪、膳食纤维、
钙、铁、钠、镁、钾、锌、B族维生素、维生素C等

○ **适用者：** 易水肿者、体质虚弱者　✗ **不适用者：** 易胀气者

四季豆为什么能排毒养瘦

1 四季豆含有皂苷，能吸附胆固醇并排出体外，也能间接降低血液中胆固醇；又含有β－麦胚固醇，能抑制肠道吸收胆固醇，降低体内胆固醇含量。因此，常吃四季豆能预防肥胖。

2 四季豆热量低，又含有膳食纤维，能清除胆固醇，也可预防便秘。

四季豆主要营养成分

四季豆含有B族维生素、维生素C及钾等营养成分；而钠含量非常低，是忌盐患者的理想食材。

四季豆食疗效果

1 四季豆所含的皂苷、钾，是有助于水液代谢的营养素，因此能利尿消肿，缓解水肿型肥胖。

2 四季豆含有维生素C与铁，维生素C能促进铁质吸收，有补血功能。

3 四季豆含有优质蛋白质与皂苷，能抗氧化，又能增强免疫力。

4 四季豆含有钾、皂苷、β－麦胚固醇，能消除血管中多余水分、降低血脂，可预防高血压、动脉硬化，保护心血管。

四季豆食用方法

1 四季豆烹调前，需先除去难以消化的豆筋，再煮熟食用。

2 四季豆必须熟食，不能生食，生食易导致中毒；烹调前可先以热水烫熟再快炒，这样不仅能保持口感，还能保留较多维生素C。

3 四季豆含丰富维生素A，烹调时添加油脂，有助于维生素A的吸收。

四季豆饮食宜忌

1 四季豆不宜与小鱼干一起烹煮食用，因四季豆中的草酸易与小鱼干中的钙结合，形成草酸钙，对结石患者不利，也降低对钙质的吸收率。

2 四季豆属性平和，脾胃虚寒者、胃肠炎者也能吃，但易腹胀的人不能吃太多。

黄豆

排毒有效成分
膳食纤维、皂苷、不饱和脂肪酸

食疗功效
降低血压
增强体质

- **别名：** 大豆、黄大豆
- **性味：** 性平，味甘
- **营养成分：**
蛋白质、糖类、脂肪、维生素B$_1$、维生素B$_2$、烟酸、膳食纤维、钾、钙、铁、磷、锌等

○ **适用者：** 便秘者、肥胖者　✗ **不适用者：** 尿酸过高者、痛风患者、结石患者

🍎 黄豆为什么能排毒养瘦

1. 黄豆的脂肪量虽高，但其中80%以上是油酸、亚油酸等不饱和脂肪酸，能滋润肠道、通便，也能降低血液中的脂肪含量，可预防肥胖、心血管疾病。

2. 黄豆中的膳食纤维含量高，具有清洁肠道、排除油脂的功效，能预防便秘，并间接降低血液中的胆固醇。

3. 黄豆也含皂苷，能帮助代谢脂肪、水分，并具有清除自由基的效果，排毒功效很强。

😊 黄豆主要营养成分

1. 黄豆的蛋白质含量丰富，膳食纤维则比大部分绿叶蔬菜高；烟酸含量也颇丰。当然其脂肪、蛋白质也多，热量不低。

2. 黄豆中钾、铁、磷、锌的含量高。

🦷 黄豆食疗效果

1. 黄豆含有多种能降低血脂、抗氧化、清除自由基的物质，包括皂苷、膳食纤维、植物固醇、卵磷脂、异黄酮素及不饱和脂肪酸等。

2. 黄豆的铁含量高，有助造血。而钾钠比例相当高，能改善高血压与水肿问题。

☀️ 黄豆食用方法

1. 黄豆含有胰蛋白酶抑制剂，会影响蛋白质的消化，生食易造成腹泻等不适症状，必须煮熟才能食用。

2. 加工过后的黄豆食品虽然方便，但已流失大量水溶性纤维，营养价值不如整颗黄豆，所以直接烹调黄豆较佳。

3. 黄豆若与米、面一起食用，蛋白质的种类变得完整，与肉类蛋白质的价值相近，是不错的饮食搭配方法。

🧑‍⚕️ 黄豆饮食宜忌

1. 黄豆的嘌呤含量高，对尿酸较高或痛风患者不利，因此这类人群应该少吃。

2. 黄豆含的草酸较高，结石患者不宜多吃，以免加重结石状况。

黄豆魔芋粥

降胆固醇 + 代谢毒素

■ 材料：
黄豆30克，大米80克，魔芋100克

■ 调味料：
盐1/4小匙

■ 做法：
1. 食材洗净。魔芋切块，黄豆泡水8小时。
2. 大米和水倒入锅中，煮滚后加黄豆，转小火续煮15分钟。
3. 加入魔芋块，煮5分钟，最后加盐调味即可。

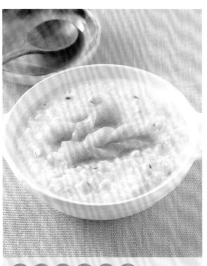

排 毒 养 瘦 功 效

　　黄豆中的皂苷、异黄酮素和维生素E，可减少胆固醇沉积；魔芋中的膳食纤维，可帮助代谢脂肪和毒素。

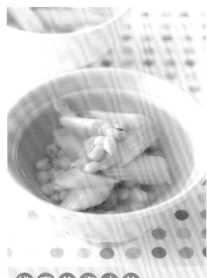

排 毒 养 瘦 功 效

　　黄豆含有的不饱和脂肪酸也能降低血脂含量，具有预防肥胖和心血管疾病的效果。

西芹黄豆汤

降血脂 + 预防肥胖

■ 材料：
西芹60克，黄豆30克

■ 调味料：
盐1/4小匙

■ 做法：
1. 西芹洗净，去硬梗、切斜段；黄豆洗净，泡水2小时。
2. 所有食材放入锅中，煮滚后转小火，再煮30分钟。
3. 加盐调味即可。

豆腐

排毒有效成分
卵磷脂、
异黄酮素、亚油酸

食疗功效
抗氧化　防癌
补钙壮骨

● **别名：** 来其、小宰羊

● **性味：** 性凉，味甘

● **营养成分：**
蛋白质、膳食纤维、大豆异黄酮、
卵磷脂、钙、铁、镁、钾、锌、B族维生素、维生素E等

○ **适用者：** 围绝经期女性、肥胖者　✗ **不适用者：** 肠胃功能不佳者、易腹泻者、痛风患者

豆腐为什么能排毒养瘦

1 豆腐由黄豆制成，功效与黄豆类似。它的大豆蛋白能降低总胆固醇、低密度脂蛋白、甘油三酯，有效预防肥胖。

2 豆腐含有卵磷脂，能促使血液中的脂肪被代谢利用，有降低血脂的功效。

3 豆腐的亚油酸是一种不饱和脂肪酸，也是一种人体必需脂肪酸，适量摄取能降低血液中的胆固醇。

4 豆腐的热量不高，因质地柔软又具饱腹感，可作为减肥餐的主食。

豆腐主要营养成分

1 以加工较少的传统豆腐来说，传统豆腐已经脱去黄豆的大量脂肪，所含热量较低；钙、铁、锌等矿物质的含量都不少，钾钠比例也高，是适合减重者食用的一种好食材。

2 豆腐富含大豆蛋白，不含胆固醇，具有降低血脂的功效；并有助预防心血管疾病，且含有可抗氧化的卵磷脂。

3 豆腐已经不只是东方食物，而是全世界公认的好食材。它的营养价值来自优质蛋白质，含8种人体必需氨基酸，营养价值媲美肉类，是素食者摄取蛋白质的优良来源；并含有大豆异黄酮、卵磷脂等抗氧化成分，对人体十分有益。

豆腐食疗效果

1 豆腐是对女性很"友善"的食物，因为它含有类似雌激素的物质——异黄酮，这是一种强大的抗氧化剂，能增强女性生理功能；对围绝经期女性的骨质、血液保健，效果很好，能预防骨质疏松症，并能帮助维持其肌肤的健康。据研究显示，豆腐也能预防乳腺癌、子宫颈癌、前列腺癌。

2 豆腐含多种抗氧化成分，如维生素E、异黄酮素、卵磷脂等，具有抗癌与活化大脑的作用。一般认为，豆腐对脑部有益，能预防阿尔茨海默病及脑卒中。

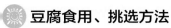

豆腐食用、挑选方法

1 豆腐不宜与菠菜一起食用，因为菠菜中的草酸会与豆腐中的钙结合，形成草酸钙，容易在体内形成结石；所以若先用水烫过菠菜，使大部分草酸溶于水，则可减少此现象。

2 豆腐若与肉类一起食用，蛋白质种类更加完整，是营养价值很高的搭配法。

3 挑选豆腐时，宜挑颜色微黄者；太过亮白的豆腐，多含人工添加剂。

豆腐饮食宜忌

1 老年人食用豆腐不宜过量，尤其是肾功能不佳者。因为豆腐有丰富的植物性蛋白质，过量则易给老人的肾脏造成负担；所以，别因为豆腐容易咀嚼、营养价值高，就让老年人吃太多。

2 痛风患者，肠胃功能不佳、易腹泻者，也不宜吃太多豆腐。过量的蛋白质会对肠胃消化造成负担；对痛风患者来说，过高的嘌呤则会加重痛风症状，宜多留意。

乳酪焗西红柿豆腐

加速代谢＋消脂减肥

■ **材料：**

西红柿2个，嫩豆腐60克，乳酪丝25克，罗勒叶4片

■ **调味料：**

黑胡椒适量，橄榄油1小匙

■ **做法：**

① 将烤箱预热到180℃。

② 西红柿洗净对切，摆在烤盘上备用。

③ 嫩豆腐去水，切4块，摆在西红柿上，撒上乳酪丝、黑胡椒和橄榄油；放入烤箱中烤15分钟，待乳酪融化后取出，最后撒上洗净的罗勒叶点缀即可。

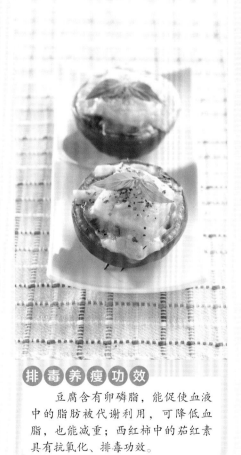

排 毒 养 瘦 功 效

豆腐含有卵磷脂，能促使血液中的脂肪被代谢利用，可降低血脂，也能减重；西红柿中的茄红素具有抗氧化、排毒功效。

海带芽凉拌豆腐

增加饱腹感＋降胆固醇

■ 材料：

海带芽20克，红甜椒丝50克，豆腐半盒，芝麻少许

■ 调味料：

酱油膏1小匙，白糖2小匙，冷开水少许

■ 做法：

❶ 豆腐切块；将海带芽、红甜椒丝汆烫后捞出沥干，备用。

❷ 把调味料混匀备用。

❸ 将海带芽、红甜椒丝放在豆腐块上，淋上步骤❷的调味料，再撒上芝麻即可。

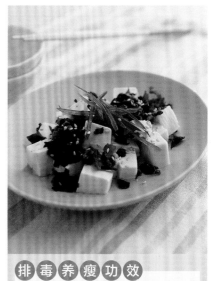

排毒养瘦功效

　　豆腐有丰富的植物固醇，且热量低，适量食用有降低体内胆固醇及控制体重的效果。

西红柿豆腐洋葱沙拉

润肠通便＋美白养颜

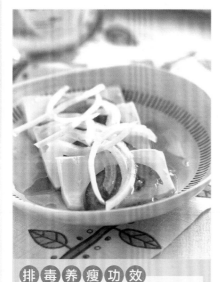

排毒养瘦功效

　　豆腐的钙与西红柿中的钾能维持肠道内环境，橄榄油能帮助润肠通便。多吃这道沙拉，还能美白养颜，使肌肤洁净光滑。

■ 材料：

西红柿2个，豆腐1/2块，洋葱1个

■ 调味料：

橄榄油、葡萄酒醋各2大匙

■ 做法：

❶ 西红柿洗净，去蒂，切薄片；豆腐洗净，切薄片；洋葱洗净，去皮，切细丝。

❷ 将调味料混合拌匀。

❸ 在盘中一片西红柿、一片豆腐片地交错放置食材，再铺上洋葱丝，淋上步骤❷的调味料即可。

红薯叶豆腐羹

排毒瘦身＋防癌抗老

■ 材料：

红薯叶200克，豆腐1块，胡萝卜30克，高汤600毫升

■ 调味料：

香油2毫升，盐、胡椒粉各少许，水淀粉适量

■ 做法：

❶ 红薯叶洗净，余烫后切小段备用。

❷ 豆腐切小块；胡萝卜去皮洗净，切丁。

❸ 在锅中放入高汤煮沸，加入胡萝卜丁、豆腐块煮沸，然后加入红薯叶略煮。

❹ 加入胡椒粉、香油与盐调味，最后以水淀粉勾芡即可。

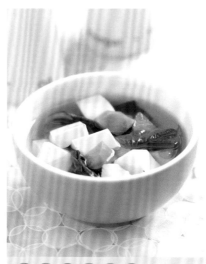

排 毒 养 瘦 功 效

红薯叶含丰富的维生素A与膳食纤维，有助整肠排便，排出体内毒素；豆腐的热量低、营养价值丰富，可排毒瘦身。

冰糖枸杞子豆腐盅

帮助代谢＋延缓老化

■ 材料：

传统豆腐2块，枸杞子3克

■ 调味料：

冰糖1大匙

■ 做法：

❶ 豆腐洗净，切花块。

❷ 将豆腐块、枸杞子、适量水和冰糖放入碗中。

❸ 将步骤❷的材料移入蒸锅，蒸熟即可。

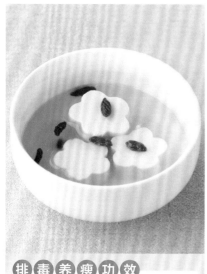

排 毒 养 瘦 功 效

豆腐热量低，营养丰富，含多种抗氧化成分，包括维生素E、异黄酮素、卵磷脂等，均能促进毒素排出及帮助脂肪代谢。

豌豆

排毒有效成分
膳食纤维、皂苷

食疗功效
消炎抗菌
预防肠癌

- **别名：** 荷兰豆、荷莲豆、雪豆
- **性味：** 性平，味甘
- **营养成分：**
  蛋白质、糖类、膳食纤维、钙、铁、钠、镁、钾、锌、维生素A、B族维生素等

○ 适用者： 普通人、产妇、高血压患者　**✗ 不适用者：** 易胀气者、痛风患者、肾病患者

🍎 豌豆为什么能排毒养瘦

1 豌豆中的止杈酸、赤霉素能促进人体新陈代谢，并可消炎、抗菌；另外，豌豆也含皂苷，可抗氧化，并促进脂肪代谢。

2 豌豆膳食纤维高，适量食用有益肠道健康，能排除胆固醇，预防便秘，也能控制热量摄取。

豌豆主要营养成分

豌豆的蛋白质含量较高，钾钠比例高，是一种能帮助人体排除多余水分的食物；而铁、锌含量也不少，有益于造血及细胞的生长。

🐨 豌豆食疗效果

1 豌豆的蛋白质营养价值高，含8种人体必需氨基酸，能滋补肠胃、增强体质。

2 豌豆含有一种酶，能分解肠道内的亚硝胺，适量食用能预防肠道癌变，预防肠癌。

3 中医认为，豌豆能补肾益气。《本草纲目》中则记载，豌豆能够除黑斑，帮助美白。

4 豌豆对脚气病、糖尿病、高血压及产后妇女乳汁不足，均有一定改善功效。

5 豌豆所含膳食纤维较多，可以消除便秘，促进多余胆固醇排出，并可预防动脉硬化、糖尿病等疾病。

☀ 豌豆食用方法

1 豌豆像许多豆类蔬菜一样，不能生吃；若生吃，它的皂苷、植物凝集素易使人中毒，一定要煮熟再食用。

2 烹调豌豆时，不应放醋，因为豌豆中的蛋白质易与醋酸类物质结合，易使肠胃消化不良，继而引发腹胀。

✚ 豌豆饮食宜忌

1 豌豆的属性平和，脾胃虚弱者也能吃；但食用量不宜太多，否则容易引发腹胀。

2 豌豆的嘌呤含量较高，痛风或肾病患者，应谨慎食用。

香蒜豌豆沙拉

整肠通便＋强脾健胃

■ 材料：

豌豆50克，玉米粒30克，洋葱1/4个，蒜1瓣

■ 调味料：

橄榄油4小匙，柠檬汁少许

■ 做法：

❶ 材料洗净。豌豆放入锅中，加水煮软取出。

❷ 洋葱去皮切碎，蒜磨成泥；将橄榄油与柠檬汁混匀后，加入蒜泥调成酱汁。

❸ 将豌豆与玉米粒混合，放上洋葱碎，最后淋上步骤❷的酱汁即可。

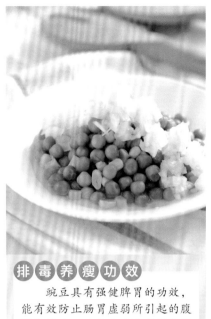

排毒养瘦功效

豌豆具有强健脾胃的功效，能有效防止肠胃虚弱所引起的腹胀与腹痛；豌豆含有丰富膳食纤维，可以整肠，改善便秘。

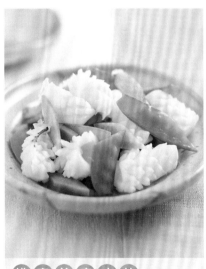

排毒养瘦功效

豌豆荚含丰富膳食纤维，可加速肠道废物排出；胡萝卜则含有丰富的维生素A，有助眼部保健与淡化黑眼圈。

豌豆荚炒墨鱼

加速排毒＋消除黑眼圈

■ 材料：

墨鱼60克（约半尾），胡萝卜、豌豆荚各20克

■ 调味料：

盐1小匙，橄榄油1大匙

■ 做法：

❶ 墨鱼处理干净，切花；胡萝卜洗净，去皮切片；豌豆荚去荚边老筋，洗净，切斜段。

❷ 墨鱼氽烫至卷起，捞出备用。

❸ 热锅放油，加入胡萝卜片及豌豆荚段翻炒至熟，加入墨鱼快炒，加盐调味，翻炒均匀后即可。

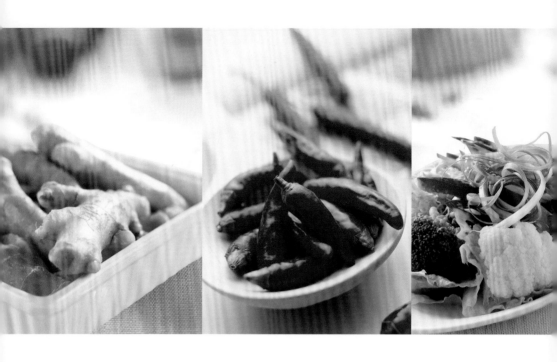

风味辛香类

辛香料有特殊气味，有些是来自芳香的精油成分，有些则是来自挥发油的刺鼻气味。这些刺激成分能促进人体发汗，加速血液循环，效果强的还具有排毒、减脂的效果。

辛香料蔬菜的主要成分是水，通常低热、低脂、低蛋白；它们的排毒作用来自其中的抗氧化成分，如辣椒的辣椒红素、蒜的蒜素、姜的姜黄素等，它们的抗氧化力比维生素族群更强大；加上辛香料蔬菜也含有维生素A、维生素C与膳食纤维，更强化了其抗氧化、防癌的效果，值得我们适量食用。

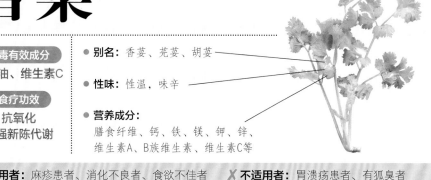

提示 刺激发汗，加强新陈代谢

香菜

排毒有效成分
挥发油、维生素C

食疗功效
抗氧化
加强新陈代谢

● **别名：** 香荽、芫荽、胡荽

● **性味：** 性温，味辛

● **营养成分：**
膳食纤维、钙、铁、镁、钾、锌、
维生素A、B族维生素、维生素C等

○ **适用者：** 麻疹患者、消化不良者、食欲不佳者　✗ **不适用者：** 胃溃疡患者、有狐臭者

香菜为什么能排毒养瘦

1 香菜有挥发油，会散发刺激性香味，有些人无法接受，但此味道能促进人体血液循环，加快代谢速度，也容易使人发汗，有减肥与美容的双重效果。

2 香菜含有大量维生素A、维生素C等抗氧化成分，能清除自由基，避免体内脂肪被氧化，预防因肥胖引发的病变。

香菜主要营养成分

1 香菜的维生素A含量丰富，而维生素C亦高，其排毒、抗氧化的能力很强。

2 有助于排除多余水分的钾、补血的铁，在香菜中的含量都相当丰富。

香菜食疗效果

1 实验结果发现，食用香菜后排出的尿液含重金属物质，可见香菜对排除体内重金属离子，有一定的效果。

2 近代医学认为，香菜能帮助麻疹患者将麻疹发透，避免毒素残留体内。

3 香菜含有大量维生素A。维生素A具有改善眼睛疲劳、保护皮肤、抗氧化的功效。

4 香菜的维生素A、维生素C含量高，铁质含量也不低，能补血、保健皮肤、美白皮肤，是养颜美容的好食物。

5 中医认为，香菜有提振食欲、壮阳助性、提神醒脑等效果。

香菜食用方法

香菜一般用在汤品、粥品中，可增加香味；或当海鲜汤、海鲜粥的提味作料，能掩盖海鲜的腥味。

香菜饮食宜忌

食欲不振、胃滞腹胀的人可适量食用香菜；但患有狐臭、口臭或胃溃疡者，不宜常吃香菜。

蒜

排毒有效成分
类黄酮素、硫化物、硒

食疗功效
抗癌杀菌
预防心血管病

● **别名：** 蒜头、胡蒜、独蒜

● **性味：** 性温，味辛

● **营养成分：**
硫化物、类黄酮素、钙、铁、硒、镁、钾、锌、B族维生素、维生素C等

○ **适用者：** 高脂血症患者、心血管疾病患者　✗ **不适用者：** 肝炎患者、肠胃疾病者、肠胃不适者

蒜为什么能排毒养瘦

蒜中的蒜素、硫化丙烯等物质，是其刺鼻味道的来源，两者都具有强大的抗氧化功效，能降低血液中的低密度脂蛋白，增加高密度脂蛋白，预防脂肪囤积、氧化。

蒜主要营养成分

1 蒜含有丰富的维生素C，其矿物质含量亦丰，营养均衡。

2 蒜含有30多种硫化物，如蒜素、硫化丙烯；并含类黄酮素，包括槲皮素、杨梅素等，抗菌、抗氧化功效强。

蒜食疗效果

1 蒜能对抗幽门螺杆菌，预防胃炎、胃溃疡、胃癌；也能增强免疫力，对抗癌症，并可排出体内的重金属。

2 蒜素与维生素B$_1$结合后，会产生蒜硫胺，能增强胰岛素的功能，改善糖尿病。另含有杨梅素，能促进血糖被利用并合成肝糖原，也能改善糖尿病。

3 蒜素、硫化丙烯都有净化血液、减少低密度脂蛋白的效果，能防止血栓形成，进而预防心血管疾病。

4 蒜中含有微量元素硒，是一种抗氧化成分，能延缓身体衰老，还具有壮阳的效果。

蒜处理、食用方法

1 蒜去膜、去皮后，要用力拍打，蒜氨酸才能与酶充分作用，产生蒜素。因此为了使人体充分吸收蒜的营养，处理时不宜省略拍打步骤。

2 蒜素遇热容易失去效力，所以吃生蒜，比熟食更能保留蒜素的营养价值。

蒜饮食宜忌

1 蒜的刺激味道，对肠胃有疾病、肠胃不适者太过刺激，此类人群应少吃。

2 患有肝病的人，不能过量食用蒜，以免加重病情。

3 生吃蒜后，不宜立刻饮用热茶，以免刺激胃部。

蒜香鲜蚬汤

减脂瘦身 + 预防血栓

■ 材料：
蚬200克，松茸菇50克，蒜10瓣，葱1根

■ 调味料：
盐1小匙，香油1/4小匙

■ 做法：
① 蚬洗净，泡水约3小时吐沙后，捞起沥干；蒜压碎；松茸菇洗净分小朵；葱洗净，切末。

② 锅中放适量水，煮滚后，放入蚬、蒜末，约煮20分钟；待蒜熟软后，加松茸菇、盐，续煮至水再次沸腾。

③ 撒上葱末、淋上香油即可。

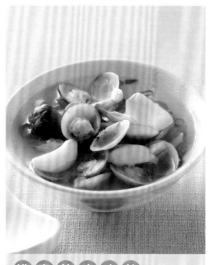

排 毒 养 瘦 功 效

汤中的蒜素、硫化丙烯可净化血液，减少低密度脂蛋白，能防止血栓形成，进而预防心血管疾病，也能减脂瘦身。

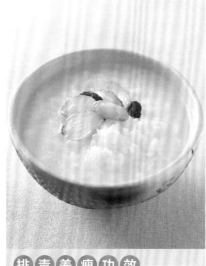

排 毒 养 瘦 功 效

大蒜含有丰富的植化素，能对抗幽门螺杆菌，预防胃炎、胃溃疡、胃癌；也能增强免疫力、对抗癌症，并可排出体内重金属。

排毒蒜香粥

排除毒素 + 加强免疫力

■ 材料：
蒜2头，大米100克

■ 调味料：
盐1小匙

■ 做法
① 蒜洗净，去皮切末。

② 大米洗净，放入锅中，加水以大火煮滚。

③ 放入蒜末拌匀，并改成小火熬煮成粥。

④ 粥成后，加盐调味即可。可以洗净的蒜片及枸杞子装饰。

葱

排毒有效成分
蒜素、硫化丙烯

食疗功效
抗氧化
促进发汗

- **别名：** 葱仔、大葱、青葱、叶葱、火葱
- **性味：** 性温，味辛
- **营养成分：**
  膳食纤维、蒜素、钙、铁、镁、钾、锌、维生素A、B族维生素、维生素C等

○ **适用者：** 动脉硬化、高脂血症患者
✗ **不适用者：** 扁桃体易发炎者、汗多体味重者、有狐臭者、肠胃疾病者

葱为什么能排毒养瘦

1 葱含有蒜素、硫化丙烯，能降低血液中胆固醇；有多种抗氧化成分，能避免脂肪进一步被氧化。因此对肥胖的人来说，葱有降低血脂、预防相关疾病的效果。

2 每100克葱中所含热量极低；又能促进血液循环，刺激发汗，是低热又能排毒的食物。

葱主要营养成分

1 葱富含膳食纤维，也含有较多维生素A。

2 葱富含硫化物，像是蒜素及黏稠液中的多糖体，都是较有特色的营养成分。

葱食疗效果

1 葱含蒜素，能消除疲劳，改善肩膀酸痛，帮助恢复精神和体力。

2 葱含硫化丙烯，有强大的杀菌作用，能抑制幽门螺杆菌。幽门螺杆菌是引发胃炎、胃溃疡、胃癌的细菌，吃葱能预防胃部相关疾病。

3 葱还能保养肝脏。因为葱含硫化丙烯，能保养肝脏，增强肝脏的解毒功能，增强人体免疫力。

4 葱保养心血管的功效也很好，因为它含有多种抗氧化成分，包括维生素、蒜素、硫化丙烯等；又能降低血脂，并帮助血管正常扩张，促进末梢血液循环、抑制血小板凝集。因此，吃葱能预防心血管问题。

5 葱具有杀菌的功能。据研究，葱对金黄色葡萄球菌、链球菌有抑制效果。

葱食用方法

葱以往都被用来点缀主菜，但近年流行把葱当成主菜；如切成葱段，先烫熟再凉拌，或做成葱抓饼。随着葱的品种改良，以葱作为食材的美食也越来越丰富。

葱饮食宜忌

1 有胃溃疡、肠胃疾病者要注意食用量。

2 有狐臭、体味较重或容易发汗的人，不宜多吃葱。

3 葱含的草酸较多，不宜与钙含量较高的食物一起吃，以免形成结石。

蜜汁青葱拌彩椒

保健血管 + 改善循环

■ **材料：**
洋葱100克，彩椒200克，葱1根

■ **调味料：**
水果醋、蜂蜜各1大匙，黑胡椒1/2小匙

■ **做法：**

❶ 所有材料洗净沥干。葱切细丝；洋葱去皮切薄圈；彩椒去蒂、去籽，切细丝。

❷ 步骤❶中的材料盛入容器中，淋上水果醋、蜂蜜，搅拌均匀后，再撒上黑胡椒即可。

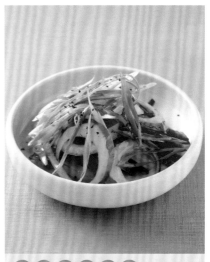

排 毒 养 瘦 功 效

　　葱含有多种抗氧化成分，能抑制脂肪被氧化。所以对肥胖的人来说，适量食葱，有降低血脂、预防相关慢性疾病的效果。

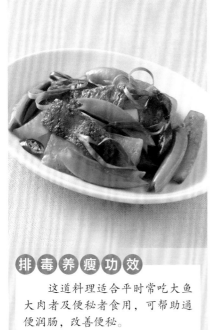

排 毒 养 瘦 功 效

　　这道料理适合平时常吃大鱼大肉者及便秘者食用，可帮助通便润肠，改善便秘。

葱烧魔芋

通便润肠 + 补充体力

■ **材料：**
魔芋、豌豆荚各100克，辣椒1/2个，葱2根

■ **调味料：**
酱油、香油、白芝麻各1小匙，橄榄油适量

■ **做法：**

❶ 材料洗净。魔芋氽烫、切片；辣椒切片；豌豆荚去粗筋；葱切丝。

❷ 热油锅，放入魔芋片煎至呈金黄色，再加入酱油、香油、辣椒、豌豆荚炒匀。

❸ 起锅前，撒上白芝麻和葱丝即可。

姜

排毒有效成分
姜油酮、姜辣素、姜烯酚、姜醇

食疗功效
杀菌止呕
活血暖身

- **别名：** 生姜、姜仔、姜母、地辛、黄姜

- **性味：** 性热，味辛

- **营养成分：**
多酚类、维生素B₂、维生素B₆、维生素C、烟酸、钾、铁、锌等

○ **适用者：** 普通人、呕吐者、风寒感冒者
✕ **不适用者：** 肾病患者、痔疮患者、易长青春痘者、体质燥热者

姜为什么能排毒养瘦

1 姜与鱼类等含不饱和脂肪酸多的食物一起吃，除了能去腥，还能保护不饱和脂肪酸不被破坏，帮助不饱和脂肪酸发挥降胆固醇的功效。

2 姜的多种辛辣成分，能促进新陈代谢、减少脂肪囤积，降低胆固醇与甘油三酯含量。

3 姜能促进胆汁合成。胆汁合成需动用血液中的胆固醇，因而能间接降低血液中的胆固醇。

姜主要营养成分

1 姜热量低，亦含多种微量元素，其中钾的含量很高。

2 姜的特殊成分在于会引起辣味的植化素，包括姜油酮、姜辣素、姜醇等。

姜食疗效果

1 姜的营养成分并不算很丰富，功效却很多。姜的辛辣成分是姜油酮、姜辣素，能去腥、杀菌，促进排汗，缓解风寒感冒初期咳嗽、畏寒的症状。

2 姜醇、姜辣素能帮助止晕，对于晕车、晕船造成的呕吐，有缓解效果。

3 姜辣素还能抑制关节发炎，舒缓关节炎疼痛、肿胀的现象。所以对关节扭伤、关节炎引起的不适，有改善效果。

4 姜含有蛋白质分解酶，能促进蛋白质消化，避免肉类消化不良，可常食用。

姜处理、保存方法

姜买回后，通常有泥土残留在表皮，可先泡水几分钟，再用刷子清洗；老姜可放在阴凉通风处保存，嫩姜则密封后，放入冰箱冷藏。

姜饮食宜忌

1 腐坏的姜不能食用，因为姜腐坏后易产生致癌物质，不要食用。

2 体质偏燥热、易长青春痘者或痔疮患者，不宜常吃姜。

3 姜、酒皆属温热、辛辣刺激的食物，一起料理，容易引起火热内盛、便秘等不适反应；体质燥热的人，不宜食用加姜烹调的食物。

姜炒时蔬

调和脏腑 + 杀菌发汗

■ 材料:

姜10克,四季豆200克,白萝卜80克,辣椒1个,洋葱100克

■ 调味料:

橄榄油1大匙,盐、米酒各1小匙,蚝油、香油各1/2小匙

■ 做法:

❶ 姜、白萝卜、洋葱洗净切丝;辣椒、四季豆洗净切斜片。

❷ 热油锅,加入姜丝、辣椒片爆香,加入白萝卜丝、四季豆片、洋葱丝、盐、米酒、蚝油翻炒。

❸ 起锅前,加香油调味即可。

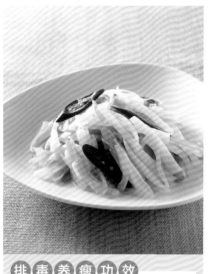

排 毒 养 瘦 功 效

姜含有姜油酮、姜辣素等植化素,可去腥、杀菌,促进排汗,有缓解风寒感冒初期咳嗽、畏寒的功效。

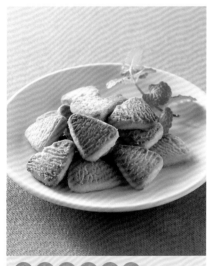

排 毒 养 瘦 功 效

姜的多种辛辣成分,能促进新陈代谢、减少脂肪囤积,对瘦身有一定的功效,还可减少胆固醇与甘油三酯。

杏仁姜饼

促进代谢 + 预防感冒

■ 材料:

姜20克,杏仁片60克,低筋面粉25克,蛋白3个

■ 调味料:

奶油、白糖各2大匙

■ 做法:

❶ 姜洗净,磨成泥;低筋面粉过筛后,加白糖、奶油、杏仁片、姜泥拌匀。

❷ 蛋白打到起泡,加步骤❶中的材料拌匀成面糊。

❸ 以模型将面糊做成三角造型,放入预热180℃的烤箱中,约烤15分钟,用刮刀将饼刮下,放凉即可。可以洗净的薄荷叶装饰。

辣椒

排毒有效成分
辣椒红素、
维生素A、维生素C

食疗功效
防老　抗氧化
加速代谢

● **别名**：番椒、辣子、辣茄、
　　　尖椒

● **性味**：性热、味辛

● **营养成分**：
　膳食纤维、辣椒红素、钙、铁、
　镁、钾、锌、维生素A、维生素B$_1$、维生素B$_2$、烟酸、维生素C等

O 适用者：普通人　　**X 不适用者**：胃溃疡患者、痔疮患者、肠胃不适者

辣椒为什么能排毒养瘦

辣椒的刺激性很强，会刺激人体的神经中枢，促使代谢加快。吃下辣椒不久后，会促使人体脂肪燃烧。

辣椒主要营养成分

1 辣椒营养丰富，适合减肥人士食用。其膳食纤维、维生素A、烟酸含量都较多；其维生素C含量也很丰富，居蔬菜前列；钾、铁含量亦相当丰富。

2 辣椒的排毒成分中，除了维生素、矿物质，还有辣椒红素等功效强大的植化素。

辣椒食疗效果

1 辣椒所含的辣椒红素，抗氧化能力与茄红素差不多，比β-胡萝卜素的效力高；又有维生素A、维生素C等抗氧化维生素，能协同发挥抗氧化作用。

2 辣椒红素能避免血液中低密度脂蛋白被氧化，黏着于血管壁上，并能增加高密度脂蛋白，预防动脉硬化。

3 适量食用辣椒，会刺激唾液、肠胃消化液的分泌，可增进食欲，促进胃肠蠕动，并消除胀气。

4 辣椒中的铁、维生素C含量都相当高，能预防贫血，有美白皮肤的功效。

5 辣椒可以提高人体的新陈代谢速度，进而加快热量的消耗，达到减重之效。

辣椒食用、外用方法

1 若想摄取辣椒中丰富的维生素C，加热时间不宜太久，以免维生素C被破坏。

2 辣椒切碎后外敷于皮肤上，能使局部血管扩张，舒缓冻疮、风湿痛、酸痛等不适；但外敷的时间不宜太长，以免皮肤红肿或起水疱。

辣椒饮食宜忌

辣椒刺激性强，每次不宜吃太多；尤其是肠胃不适者、痔疮患者等，应避免食用。

凉拌蒜味苦瓜

促进代谢 + 增强免疫力

■ **材料：**

苦瓜300克，蒜30克，辣椒10克

■ **调味料：**

胡椒粉1/4小匙，白糖、醋、香油各1/2小匙

■ **做法：**

❶ 苦瓜去籽洗净，切薄片，浸泡冰水备用。

❷ 辣椒切成细末，蒜拍碎，加上调味料搅拌均匀。

❸ 苦瓜片沥干装盘，淋上调味料即可。

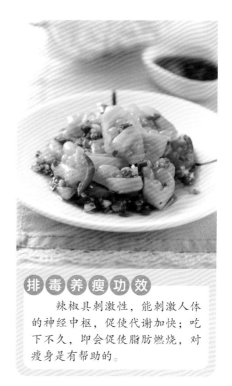

排 毒 养 瘦 功 效

　　辣椒具刺激性，能刺激人体的神经中枢，促使代谢加快；吃下不久，即会促使脂肪燃烧，对瘦身是有帮助的。

葱爆辣子鸡丁

促进排毒 + 加强循环

■ **材料：**

鸡胸肉200克，蒜2瓣，葱、小黄瓜各1根，辣椒1个

■ **调味料：**

橄榄油、米酒各1大匙，豆瓣酱、白糖各1/2大匙

■ **腌料：**

米酒、淀粉各1/2大匙，盐1/4小匙

■ **做法：**

❶ 食材洗净。鸡胸肉切丁，用腌料腌10分钟；葱切段；小黄瓜切小块；蒜拍碎切末；辣椒切末。

❷ 热油锅，爆香葱段、蒜末，加豆瓣酱、白糖、米酒、鸡胸肉丁、辣椒末、小黄瓜块翻炒至熟即可。

排 毒 养 瘦 功 效

　　辣椒能刺激唾液及肠胃消化液的分泌，可增进食欲，促进胃肠蠕动，消除胀气，排出体内的毒素。

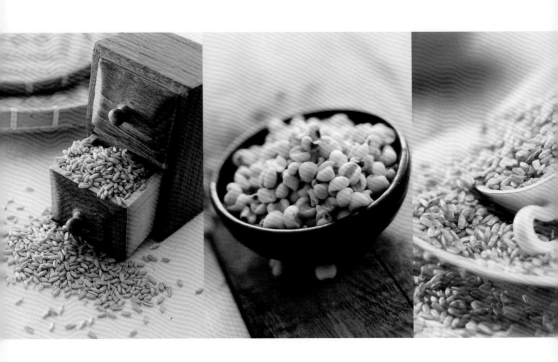

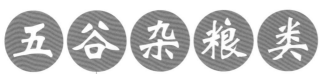

五谷杂粮类

  五谷杂粮的营养成分中，有60%～70%是糖类，因此热量很高，减肥者必须控制食用量。因为五谷杂粮中多含不饱和脂肪酸、植化素，所以能降低血脂，避免脂肪氧化，有益心血管健康，进而预防动脉硬化。若长期吃五谷杂粮，可改善肥胖和高血压。

  五谷杂粮的质地较粗硬，能有效清除肠道中的废物，预防便秘；但对肠胃功能不佳的人来说，负担较大。若与大米混煮或预先泡水，使其变软后再烹饪，就能避免肠胃不适。

薏苡仁木耳炒牛蒡

利水消肿＋降低血脂

■ 材料：
薏苡仁、洋葱各100克，牛蒡50克，黑木耳20克

■ 调味料：
橄榄油、柠檬汁各2大匙，盐1小匙

■ 做法：
1. 薏苡仁洗净，泡水2小时，再用水煮20分钟使其软化，备用。
2. 牛蒡洗净，去皮切丝；黑木耳洗净，撕小朵；洋葱洗净，去皮切丝，备用。
3. 热锅加油，先放入牛蒡丝翻炒；接着放薏苡仁、洋葱丝、黑木耳续炒；洋葱丝熟透后，再加入柠檬汁、盐，翻炒均匀即可。

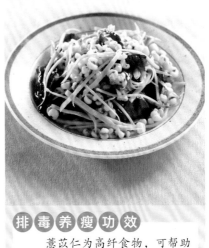

排 毒 养 瘦 功 效
薏苡仁为高纤食物，可帮助维持身材；且因薏苡仁具利水消肿之效，适量食用，对消除水肿和肌肤保养都有不错功效。

薏苡仁糙米茶

调节代谢＋降胆固醇

■ 材料：
糙米、薏苡仁各6克

■ 做法：
1. 将糙米与薏苡仁洗净，放入杯中。
2. 冲入沸水，泡约5分钟后即可。

排 毒 养 瘦 功 效
薏苡仁可降低体内的甘油三酯和胆固醇；糙米的B族维生素则可促进体内代谢；且两者皆含膳食纤维，瘦身效果较好。

燕麦

排毒有效成分
膳食纤维、皂苷、卵磷脂、β-葡聚糖

食疗功效
保健心血管
消除疲劳

- **别名：** 野麦、雀麦、玉麦

- **性味：** 性温，味甘

- **营养成分：**
糖类、蛋白质、脂肪、膳食纤维、钾、镁、磷、铁、锌、B族维生素、维生素E等

○ 适用者： 普通人　　**✗ 不适用者：** 肾功能不全患者、麦麸过敏者、消化性溃疡及体质燥热者

燕麦为什么能排毒养瘦

1 燕麦中的膳食纤维含量丰富，能清除肠道中的脂肪及其他毒素。其中，水溶性膳食纤维含量高，能吸附肠道中的胆汁酸，将胆汁酸排出体外，这样会迫使肝脏动用血液中的胆固醇来合成新的胆汁酸，因此可降低胆固醇。

2 β-葡聚糖使燕麦在近年颇具名声。β-葡聚糖是一种水溶性膳食纤维，降低低密度脂蛋白的成效已受肯定。

3 燕麦含卵磷脂、亚麻油酸，也能降低血液中的胆固醇，帮助排除低密度脂蛋白，预防心血管疾病带来的危险。

4 燕麦含有植物固醇，它在肠道中会与胆固醇互相竞争吸收通道，因此可减少肠道对胆固醇的吸收量，避免血中胆固醇浓度上升。

燕麦主要营养成分

1 燕麦营养丰富，含有大量糖类物质，还含有丰富的蛋白质和适量脂肪。

2 燕麦还含有膳食纤维、维生素E、维生素B$_1$与烟酸；所含矿物质中，含量高的

有钾、镁、磷、铁、锌；脂肪含量略高。整体看来，营养素种类十分丰富。

燕麦食疗效果

1 燕麦的蛋白质含量比其他谷物类多；其中赖氨酸、色氨酸的含量较多，能够帮助消除疲劳、减轻精神压力、缓解焦躁情绪。

2 燕麦含有锌、锰，对于人体的生长发育、细胞生长有帮助，适合发育中的儿童。另外，锌、锰也有益于维持性功能。

3 燕麦含多种有效成分，能降低血脂；又有维生素E、皂苷等抗氧化成分，能避免脂肪被氧化而形成动脉硬化。所以，对预防心血管疾病有不错的效果。

4 燕麦的水溶性膳食纤维，对稳定血糖也有帮助，在肠道中能包覆食物，延缓糖类的吸收，保持血糖稳定；又有微量元素铬，对糖尿病有防治作用。

5 燕麦还有褪黑激素，能帮助睡眠，美白皮肤、淡斑，所以多吃燕麦也能养颜美容，促进睡眠。

☀ 燕麦食用方法

1 燕麦常与其他五谷杂粮一起混煮，建议依个人需求制作成五谷杂粮饭，营养更全面。

2 近年来，燕麦奶成为流行饮品之一，建议减肥者在摄取其营养的同时，也注意热量摄入，以免不小心发胖。

⚕ 燕麦饮食宜忌

1 燕麦的植酸含量高，会影响人体对钙、铁、磷的吸收，因此不宜一次性吃太多。

2 有消化性溃疡或体质燥热者，不宜吃太多燕麦。

3 燕麦的热量高、脂肪高，减肥者每次不宜吃太多。

4 燕麦的磷含量偏高，因此末期肾病患者和需血液透析者，必须特别注意并控制燕麦的食用量。

鸡丁西蓝花粥

帮助排便 + 加强代谢

■ 材料：

燕麦100克，鸡胸肉30克，西蓝花50克，红甜椒10克

■ 调味料：

盐1/4小匙

■ 做法：

❶ 材料洗净。鸡胸肉切丁；西蓝花汆烫，切小块；红甜椒去蒂去籽，切丝备用。

❷ 燕麦加水煮成粥，加盐调味。

❸ 把鸡胸肉丁放入粥中煮熟，再加入西蓝花块、红甜椒丝煮熟即可。

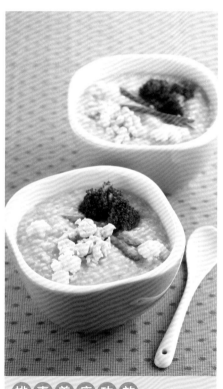

排 毒 养 瘦 功 效

　　燕麦营养丰富，容易煮熟，可降低体内的低密度脂蛋白，加强身体代谢；且富含膳食纤维，能促进胃肠蠕动，帮助排便。

红枣燕麦饭

有益减重＋促肠蠕动

■ 材料：
燕麦、大米各50克，红枣15克

■ 做法：

❶ 材料洗净。燕麦泡水2小时；红枣去核。

❷ 所有材料放入电锅内锅中，加适量水，烹煮成饭即可。

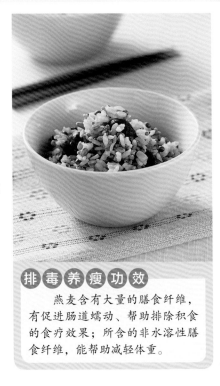

排　毒　养　瘦　功　效

　　燕麦含有大量的膳食纤维，有促进肠道蠕动、帮助排除积食的食疗效果；所含的非水溶性膳食纤维，能帮助减轻体重。

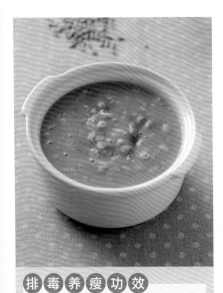

排　毒　养　瘦　功　效

　　燕麦能降低体内的低密度脂蛋白，加强身体代谢；而且丰富的膳食纤维，能润滑肠道，使排便顺畅，清除宿便更轻松。

花生燕麦粥

加强代谢＋清除宿便

■ 材料：
燕麦、花生仁各30克

■ 调味料：
冰糖1小匙

■ 做法：

❶ 将花生仁洗净，加水3碗，以小火熬煮。

❷ 花生仁煮软后，加入燕麦再煮5分钟，最后加冰糖调味即可。

荞麦

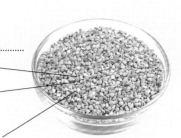

排毒有效成分
芸香素、蛋白质

食疗功效
保健血管
整肠健胃

- **别名**：乌麦、荍麦、花荞、甜荞
- **性味**：性寒，味甘
- **营养成分**：
  糖类、蛋白质、脂肪、膳食纤维、钙、铁、钠、镁、钾、锌、B族维生素、维生素E、类黄酮素等

〇 **适用者**：普通人　✕ **不适用者**：对荞麦过敏者

荞麦为什么能排毒养瘦

1 荞麦含有多种必需氨基酸、亚麻油酸、烟酸、芸香素等，具有降血脂的功能。

2 荞麦中的芸香素，属于抗氧化能力强大的类黄酮物质，能减少胆固醇沉积于血管中，减少血管中的脂肪，并避免其氧化，预防疾病的发生。

荞麦主要营养成分

荞麦含有一定的糖类和脂肪，还有丰富的维生素E、烟酸；在矿物质方面，有较高含量的钾、磷、铁、锌。故荞麦是一种脂肪含量不高，又可补血，有益人体代谢及细胞生长的食材。

荞麦食疗效果

1 荞麦保护心血管的效果很强，它含有烟酸、芸香素、必需氨基酸、亚麻油酸，能降低血脂；又有维生素P，能维持血管的韧性，使血液循环顺畅。

2 肠胃闷胀、消化不良、食欲不振者，都能通过食用荞麦来改善。

3 荞麦含有的芸香素是很强的抗氧化成分，能延缓老化，并对抗癌症。

4 荞麦中的芸香素还能促使胰岛素正常分泌，对糖尿病有改善效果。

荞麦食用方法

1 荞麦可保护血管，所以在冬天中风、消化性溃疡出血的高发期，可多吃荞麦以保持血管弹性。

2 荞麦与维生素C多的食物一起吃，对毛细血管的保护力更强。

3 芸香素溶于水，煮荞麦的水最好一并喝掉。

荞麦饮食宜忌

1 荞麦虽好，过量食用也会引起消化不良；荞麦能清肠胃燥热，易腹泻者宜吃加热后的荞麦食品。

2 有些人食用荞麦后，会出现皮肤红肿、起红疹、对光敏感等过敏症状，甚至引发耳、鼻、喉等部位的炎症，此时应立即停食荞麦。

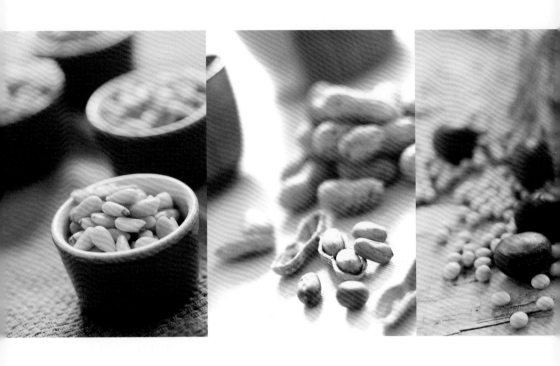

坚果种子类

坚果种子类食物的脂肪量偏高，不过，脂肪多并不代表减肥者应禁食。坚果可预防心血管疾病，是因为坚果类中的脂肪多属不饱和脂肪酸，能降低血脂、净化血液，预防中风。

坚果含有大量维生素E，是抗氧化的珍贵成分，它能养颜美容、活化大脑细胞，并避免脂肪氧化，阻止肥胖可能引发的病变。所以，减肥者也能通过适量食用坚果来降低血脂、保健心血管，注意别过量。另外，除了维生素E，坚果也含大量的铁，对女性来说是有益健康的好成分。

180

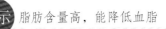

花生

排毒有效成分
膳食纤维、类黄酮、卵磷脂、植物固醇

食疗功效
强健体质
降低胆固醇

● **别名：** 生果、番果、地豆、长生果

● **性味：** 性平，味甘

● **营养成分：**
蛋白质、脂肪、膳食纤维、类黄酮、钙、铁、镁、钾、锌、B族维生素、维生素E等

○ **适用者：** 普通人、营养不良者　　✗ **不适用者：** 胆功能不佳者、肠胃功能不佳者

花生为什么能排毒养瘦

1 花生含卵磷脂、不饱和脂肪酸，能降低血液中的胆固醇；又含植物固醇，能阻止肠道吸收胆固醇，减少胆固醇进入人体，而未被吸收的胆固醇则由其丰富的膳食纤维带出体外。虽然花生本身脂肪量很高，但能帮助降低血脂。

2 花生富含B族维生素，代谢脂肪、糖类的能力也比一般食物强，能加强对营养素的利用，避免脂肪囤积。

花生主要营养成分

1 花生是高脂肪、高热量、高蛋白质的食材；而所含的氨基酸有8种，是人体无法自行合成的必需氨基酸，营养价值很高。

2 花生的维生素E、维生素B_1、烟酸、维生素B_6含量也相当高，可抗氧化、帮助代谢。

3 花生的铁含量相当高，每30~40克的花生就能满足一个成年人一日铁的需求量；锌的营养也很丰富，100克花生就可满足一个成年人一日所需锌量的$1/3$~$1/2$。

花生食疗效果

1 花生中的木樨草素属于类黄酮物质，能改善血管硬化，可降血压，避免心血管疾病。

2 花生营养丰富、均衡，对营养不良、病后体虚的人而言，有补充营养、改善体质的效果。

3 花生维生素E的含量高，能活化大脑细胞、延缓老化，预防阿尔茨海默病。

花生食用方法

1 花生不宜生吃，因其含有蛋白酶抑制剂，生吃会影响蛋白质的消化和吸收。

2 食用花生时，最好连富含营养素的花生仁包衣一起食用，以完整摄取花生中的营养。

花生饮食宜忌

1 发霉、变黑的花生不能食用，发霉后的花生含有黄曲霉毒素，有致癌性。

2 花生脂肪高、热量高，正在减肥的人不能多吃。

提示 富含不饱和脂肪酸，健脑补体

核桃

| 排毒有效成分 |
| 膳食纤维、
不饱和脂肪酸 |

| 食疗功效 |
| 降低血脂
健脑健体 |

- **别名：** 胡桃、合桃
- **性味：** 性温，味甘
- **营养成分：**
  膳食纤维、蛋白质、脂肪、B族维生素、维生素E、钙、镁、铁、锌、钾等

○ **适用者：** 普通人、高血压患者、高脂血症患者　✗ **不适用者：** 肾功能不全患者、易腹泻者

核桃为什么能排毒养瘦

1 核桃的膳食纤维含量高，能排除肠道的毒素、胆固醇，也能间接降低血液中的胆固醇。

2 核桃中的亚麻油酸，能降低血液中的胆固醇，避免血栓形成，能预防血脂过高而造成的危害。

核桃主要营养成分

1 核桃热量较高，富含蛋白质和脂肪，以及一定的糖类物质。核桃是高脂肪食物，其脂肪多是不饱和脂肪酸，对心血管有益，不过量食用是有益处的。

2 核桃含有丰富的维生素E、维生素B_1；所含矿物质中，含量高的有钾、磷、铁及锌。

核桃食疗效果

1 核桃中的营养素具有强身健体、活化大脑细胞的功效；不饱和脂肪酸、B族维生素能帮助身体消除疲劳、促进代谢，维持身体功能的正常运作；另外对保健大脑、稳定神经组织也有一定帮助。

2 核桃的维生素E含量高，能避免身体组织氧化，与不饱和脂肪酸皆能避免血脂被氧化，进而预防心血管疾病。

3 核桃的含铁量高，也有补血的效果。

4 核桃中的维生素B_1，可促进糖类代谢、增强记忆力，使人保持良好的体力和精神状态。

核桃保存、食用方法

1 为了避免核桃中的脂肪氧化，使核桃变质，去壳后应尽快食用完毕；保存时宜密封冷藏。

2 把核桃切碎成细末，当作食物的配料，不仅能增加食物的香气，也能避免不小心吃进太多油脂，还能吸收其多样的营养素，是两全其美的方法。

核桃饮食宜忌

1 核桃所含油脂超过70%，腹泻者、减肥中的人都不宜吃太多。

2 核桃不宜与黄豆及黄豆制品一起吃，易引起消化不良。

乳酪核桃鸡肉卷

清肠排毒＋降胆固醇

■ 材料：

鸡胸肉50克，核桃仁、金橘、玉米粒各30克，欧芹1根，蒜4瓣，乳酪2片

■ 调味料：

奶油2大匙

■ 做法：

1. 鸡胸肉洗净，用肉槌敲薄片；蒜切末；金橘洗净，去籽后对切；欧芹洗净切碎。
2. 蒜末、金橘块、玉米粒和乳酪拌匀成内馅。
3. 摊开鸡胸肉片，包入内馅，卷起，表面抹上奶油，撒上欧芹碎，放上核桃仁，即为鸡肉卷。
4. 鸡肉卷放入165℃的烤箱中，烤40分钟取出，摆入以金橘（材料外）装饰的盘中即可。

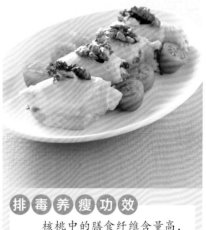

排毒养瘦功效

核桃中的膳食纤维含量高，能排除肠道中的毒素、胆固醇；也能间接降低血液中的胆固醇，帮助清洁血液，减少血栓形成。

三宝藕粉

抗氧化＋增加饱腹感

■ 材料：

核桃仁、花生仁各6克，红枣2颗，莲藕粉8克

■ 调味料：

冰糖1大匙

■ 做法：

1. 将花生仁、核桃仁拍碎，红枣用小火蒸10分钟。
2. 取锅加水，煮滚后转小火，加入莲藕粉拌匀，熄火，待凉。
3. 食用前加入红枣、核桃仁和花生仁即可。

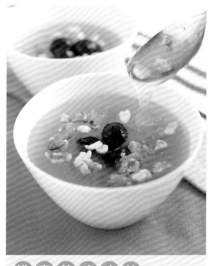

排毒养瘦功效

花生与核桃富含维生素E，能避免身体组织被氧化；莲藕粉中的水溶性膳食纤维，能与有毒物质结合，将它们排出体外。

松子

排毒有效成分
不饱和脂肪酸、膳食纤维、维生素E

食疗功效
补血润肤
预防肥胖

- **别名：** 松子仁、松仁、松米
- **性味：** 性温，味甘
- **营养成分：**
糖类、蛋白质、脂肪、膳食纤维、B族维生素、维生素E、钾、磷、镁、钙、铁、锌等

○ **适用者：** 普通人、老年人　✗ **不适用者：** 肾功能不全患者、易腹泻者

🍎 松子为什么能排毒养瘦

1 松子所含的脂肪中，有50%以上是多不饱和脂肪酸，能降低甘油三酯、胆固醇，改善高脂血症；另外，膳食纤维也能促进肠道排出毒素和多余脂肪。

2 松子的不饱和脂肪酸，能润滑肠道，预防便秘；加上含有膳食纤维，对肠道产生很好的清洁效果，可以避免宿便产生。

3 研究显示，每日食用适量坚果，不仅不会发胖，还有减重、补身之效。

松子主要营养成分

1 松子富含脂肪与蛋白质。此外，维生素E含量和烟酸含量也高，能促进食物在体内的代谢；所含矿物质中，较多的有钾、镁、磷、铁、锌，所以只需100克的松子，就能满足一个成年人一日锌需求量的1/2。

2 松子是脂肪高、热量高的食物，其钾钠比例有利于消除多余水分。

松子食疗效果

1 松子的锌含量很高，能增强细胞活力，增强免疫力，强化大脑功能。

2 松子的不饱和脂肪酸含量高，能降低血脂；加上有丰富维生素E，对预防动脉硬化、高血压很有帮助，能减少血管硬化或脆化。

3 松子的铁含量也相当高，能补血、预防贫血；加上它含油脂，两者结合，能美容养颜、润滑皮肤。

松子选购、保存方法

1 选购松子时，外表油腻者可能已氧化变质；宜选择外表颜色白净、干燥、有香气、尝起来无异味者。

2 为了避免松子暴露于空气中氧化变质，可密封后放冰箱冷藏。

松子饮食宜忌

松子含油量高，易腹泻者、正在减肥中的人，不要过量食用。

和风松子鸡肉沙拉

抗氧化 + 保护心血管

■ **材料：**
鸡胸肉80克，松子仁20克，甜豆荚、彩椒各40克

■ **调味料：**
和风酱1大匙

■ **做法：**

① 鸡胸肉洗净烫熟，沥干切丝；甜豆荚洗净，去头尾和粗筋，用水汆烫后捞出沥干。

② 彩椒洗净去籽，切丝；松子仁放入烤箱，以150℃烤10分钟。

③ 将所有材料盛盘，淋上和风酱即可。

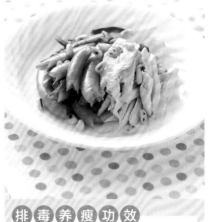

排 毒 养 瘦 功 效

松子富含维生素E，具有抗氧化功效，能减少自由基对组织的氧化破坏；鸡肉高蛋白、低脂肪，是很适合瘦身者的蛋白质来源。

松子青酱意大利面

预防便秘 + 消除自由基

■ **材料：**
乳酪粉、松子仁各15克，罗勒叶50克，蒜5克，意大利面300克

■ **调味料：**
橄榄油1大匙，盐少许

■ **做法：**

① 将意大利面、罗勒叶以外的材料和盐，放进食物料理机中打碎。

② 意大利面放入加盐的沸水中，煮8~10分钟，沥干后与步骤①的材料拌匀，用罗勒叶装饰即可。

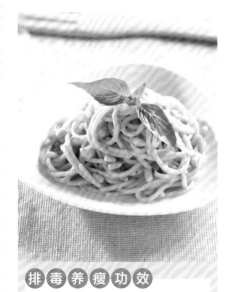

排 毒 养 瘦 功 效

松子的不饱和脂肪酸能润滑肠道，预防便秘；加上富含膳食纤维，能产生很好的整肠效果，帮助肠道排出废物。

杏仁

排毒有效成分
膳食纤维、维生素E、不饱和脂肪酸

食疗功效
抗氧化
提升免疫力

- **别名**：杏实、杏子、杏核仁
- **性味**：性平，味甘
- **营养成分**：
  蛋白质、脂肪、膳食纤维、B族维生素、维生素E、钾、磷、镁、钙、铁、锌等

○ **适用者**：心脏病患者　✗ **不适用者**：肾功能或肠胃功能不佳者、阴虚咳嗽者、婴儿

🍎 杏仁为什么能排毒养瘦

1 杏仁中的脂肪，大多属于亚麻油酸等不饱和脂肪酸，能降低血液中的胆固醇和血脂；又有较多的烟酸，能降低体内胆固醇。

2 因为杏仁中的B族维生素、镁含量丰富，代谢脂肪、糖类的能力强，能促进营养素转换成热量被消耗掉，不易形成脂肪，所以能避免肥胖。

3 杏仁还含有丰富的类黄酮、多酚类物质，这些强大的抗氧化成分能降低体内的胆固醇含量。

4 杏仁常被用作中药，有止咳化痰、通便润肠的功效。对慢性便秘者来说，有良好的通便效果。

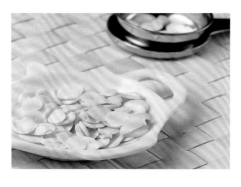

😊 杏仁主要营养成分

1 杏仁是高脂肪、高热量、高蛋白的食材。

2 杏仁维生素E含量很高，而烟酸含量也很高；在矿物质方面，铁、锌的含量很丰富。

🐨 杏仁食疗效果

1 杏仁中维生素E、维生素B_2、铁的含量高，能维持皮肤、黏膜组织的健康，并有养颜美容之效。

2 杏仁的磷钙比例很低，对维护骨质健康很有帮助。

3 杏仁的镁含量高，能预防心脏病；又含有类黄酮、多酚类物质，能抗氧化，避免血脂氧化，进而保健心血管。因此长期适量摄取杏仁，能显著降低心脏病的发病率。

4 杏仁是保健强身的食物，含有大量B族维生素、维生素E、精氨酸，能提升免疫力，促进代谢，活化大脑细胞。

5 杏仁对于老年人来说特别有益，能强力抗氧化、延缓衰老、抵抗癌细胞及保持脑力，还能预防老年人因体弱造成的便秘。

6 苦杏仁具有苦味，中医用来祛痰、止咳或治疗气管疾病；但因苦杏仁含微量毒素，不建议作为坚果直接食用。

杏仁保存、食用方法

1 杏仁含50%以上的脂肪，所以开封后，需密封好，放入冰箱冷藏，以避免氧化导致变质。

2 杏仁能磨成粉，也可以烤、油炸、做成点心食用，食用方法很多；连褐色的外膜一起吃，比去皮食用更能摄取其中的膳食纤维。

杏仁饮食宜忌

1 杏仁分成甜味、苦味两种，对减肥者来说，甜杏仁热量高，需留意热量问题；而苦杏仁在肠胃中会释出毒素，可能导致晕眩、呕吐等症状，老人和孩子尤其要避免食用。

2 阴虚咳嗽、易腹泻者不宜吃杏仁，以免加重症状；而婴儿也宜谨慎食用。

山药杏仁沙拉

润肺润肠 + 具饱腹感

■ 材料：
山药200克，杏仁50克，小黄瓜2根，圣女果少许

■ 调味料：
橄榄油1大匙，酱油1小匙，蜂蜜2小匙

■ 做法：
1 山药洗净，去皮切块；起油锅，放入山药块略炒后，起锅待凉。

2 杏仁放入烤箱中稍烤，取出待凉后捣碎；小黄瓜洗净切块；圣女果洗净对半切开。

3 将步骤1、2的材料和酱油、蜂蜜，一起放入容器中，搅拌均匀即可。

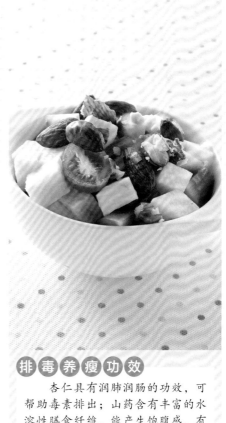

排 毒 养 瘦 功 效

杏仁具有润肺润肠的功效，可帮助毒素排出；山药含有丰富的水溶性膳食纤维，能产生饱腹感，有利于瘦身。

杏仁鸡丁

消脂减重 + 提升免疫力

■ 材料：
鸡胸肉80克，干香菇3朵，杏仁、豌豆仁各30克

■ 调味料：
橄榄油1大匙，盐1/4小匙，淀粉、米酒各2小匙

■ 做法：
1. 干香菇泡水，去蒂洗净，切块；豌豆仁放入滚水中烫熟。
2. 鸡胸肉洗净，切块，用淀粉、米酒和盐腌约20分钟。
3. 热油锅，炒香香菇块，加鸡胸肉块和豌豆仁炒熟，最后撒上杏仁即可。

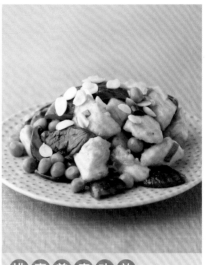

排 毒 养 瘦 功 效

杏仁含丰富的抗氧化成分，如类黄酮、多酚类物质能避免脂肪氧化，降低体内胆固醇，对消脂减重有一定的功效。

草莓杏仁冻

保护血管 + 促进代谢

■ 材料：
杏仁粉、草莓酱各30克，琼脂5克

■ 做法：
1. 杏仁粉、琼脂放入锅中，加水煮滚，放凉后倒入模型杯内，移至冰箱冷藏。
2. 食用前，从冰箱拿出凝固的杏仁冻，倒于碗中，再淋上草莓酱即可。可以洗净的薄荷叶装饰。

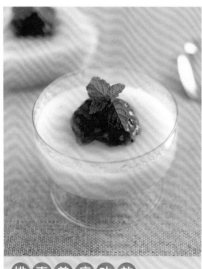

排 毒 养 瘦 功 效

杏仁粉含B族维生素，能促进糖类、脂肪代谢，进而避免肥胖；琼脂中的膳食纤维也能吸附有毒物质，排出体外。

栗子

排毒有效成分
不饱和脂肪酸、膳食纤维、维生素

食疗功效
强肾 止泻
降血脂

● **别名：** 栗果、板栗、大栗

● **性味：** 性温，味甘

● **营养成分：**
糖类、蛋白质、脂肪、水分、膳食纤维、
B族维生素、维生素C、维生素E、钾、磷、镁、钙、铁、锌等

○ **适用者：** 普通人　　✗ **不适用者：** 婴幼儿、风湿病患者、消化功能不佳者

栗子为什么能排毒养瘦

1 栗子是低脂、高纤，又富含水分、糖类的食材。同样克重的栗子比米饭、五谷杂粮的热量低，因此栗子是减肥者的主食好选择。

2 栗子含有不饱和脂肪酸和膳食纤维，有助于清除肠道中多余的脂肪，并能降低血脂。

栗子主要营养成分

栗子主要由水分与糖类组成，还含有极少的脂肪；在维生素方面，有很丰富的维生素C；所含矿物质中，含量较高的有钾、铁。

栗子食疗效果

1 《本草纲目》记载，身体虚寒、粪便常呈水状者，吃栗子能改善症状。

2 唐代名医孙思邈说："栗，肾之果也，肾病宜食之。"意思是肾脏虚弱者，吃栗子能强健肾脏。

3 栗子中含不饱和脂肪酸、维生素E、大量维生素C、钾，能够清除血管内多余的胆固醇、水分，并避免脂肪氧化，达到净化血液的效果，预防心血管疾病的发生。

4 栗子除了净化血液，其中的维生素C还能促进铁质的吸收，有补血、活血的效果。中医认为，栗子生吃能止血，熟食能活血。

栗子食用方法

栗子淀粉多，能代替米、面作主食。为避免吃太多栗子导致胃肠胀气，与杂粮混煮也是不错的方法。

栗子饮食宜忌

1 栗子吃多了易引起消化不良，所以一次别吃太多，特别是消化功能不佳者。

2 栗子含糖量高，糖尿病患者宜控制食量，婴幼儿、风湿病者宜少食。

3 已变质、发霉的栗子不能食用，易导致中毒。

芝麻

排毒有效成分
不饱和脂肪酸、B族维生素、维生素E

食疗功效
清洁肠道
预防动脉硬化

- **别名：**胡麻、脂麻、油麻
- **性味：**性平，味甘
- **营养成分：**
糖类、蛋白质、脂肪、膳食纤维、B族维生素、维生素E、钾、磷、镁、钙、铁、锌等

○ 适用者：头发早白、便秘者　　**✗ 不适用者：**容易腹泻者

芝麻为什么能排毒养瘦

1 芝麻的不饱和脂肪酸含量丰富，能降低血液中的胆固醇、甘油三酯；膳食纤维能清洁肠道，间接降低血中胆固醇。

2 芝麻富含B族维生素、优质蛋白质，有助营养素代谢，促进身体利用养分，避免多余营养囤积形成脂肪，可预防肥胖。

芝麻主要营养成分

1 不论黑芝麻或白芝麻，都是高热量、高脂、高蛋白的食物；富含维生素E、B族维生素，并含高钾、高镁、高磷。

2 芝麻中的油脂多是亚油酸、亚麻油酸等有益心血管的不饱和脂肪酸。

3 每100克黑芝麻中，含2281千焦热量，其脂肪含量亦高达47%，有18%的蛋白质、约17%的膳食纤维及丰富的维生素E、B族维生素和矿物质。

4 白芝麻与黑芝麻成分相近，但白芝麻的膳食纤维、钙、铁含量较少，脂肪较多，所以整体看来，黑芝麻的营养更丰富。

芝麻食疗效果

1 芝麻含有芝麻木质素，这是一种强大的抗氧化成分，不仅能抗氧化，还能保护维生素E，避免其氧化变质，延缓老化、抗癌。

2 芝麻的不饱和脂肪酸种类多，能降低血脂，还能预防血小板凝集成血栓；且钾钠比例高，能改善高血压，预防心血管疾病。

3 芝麻也是能强身健体的一种食物。丰富的维生素E能防衰老；铁能补血；优质蛋白质、B族维生素能促进代谢、补充能量；而黑芝麻的钙含量高，能预防骨质疏松症。

芝麻保存方法

芝麻的脂肪含量高，很容易变质，因此理想的保存方式是先密封，再放入冰箱冷藏。

芝麻饮食宜忌

芝麻脂肪含量较多，欲减肥者宜注意摄取量。

芝麻拌甜豆荚

促进代谢＋降胆固醇

■ **材料：**

甜豆荚500克，蒜末5克，白芝麻、姜末各10克，葱2根

■ **调味料：**

酱油、香油、蜂蜜各2小匙，盐、黑胡椒各少许

■ **做法：**

1. 热锅，炒香白芝麻；甜豆荚洗净，汆烫后沥干；葱洗净切末，备用。
2. 将葱末、蒜末、白芝麻和调味料拌匀，淋在甜豆荚上即可。

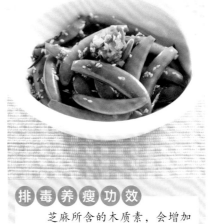

排毒养瘦功效

芝麻所含的木质素，会增加脂肪酸氧化酶的活性，具有促进脂肪代谢的功能，可有效消耗体内多余的热量。

芝麻炒牛蒡

解毒保肝＋通便排毒

■ **材料：**

牛蒡200克，蒜2瓣，黑芝麻15克

■ **调味料：**

橄榄油、酱油、米酒、白糖、醋各1小匙，盐1/2小匙

■ **做法：**

1. 蒜拍碎；牛蒡洗净、切丝，放入滚水中汆烫后捞起。
2. 热油锅，炒香蒜碎，加牛蒡丝略炒，再加入所有调味料炒匀。
3. 加入黑芝麻一起翻炒即可。

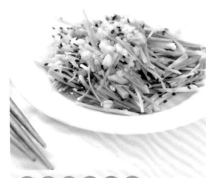

排毒养瘦功效

中医认为，黑芝麻有滋补、通便、乌发及解毒之效，但因黑芝麻的热量较高，应避免食用过多，以免造成肥胖。牛蒡膳食纤维含量高，通便排毒效果显著。

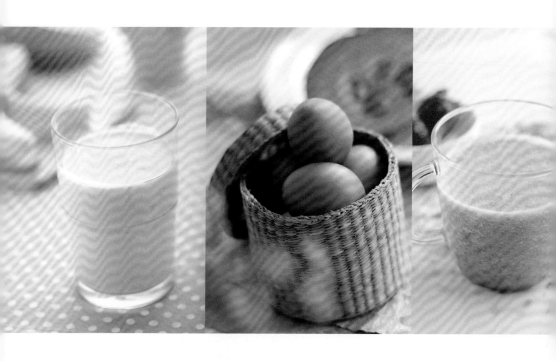

营养奶蛋类

　　奶蛋类含有优质蛋白质，在日常生活中容易获得，又容易消化，不易造成肠胃负担。然而，需要留意的是，1周的鸡蛋摄取量不宜超过7个，长期过量食用，容易诱发心血管疾病。

　　牛奶的优点是营养丰富，能补充蛋白质、钙质，又容易消化；减肥者的钙质摄取量常不足，牛奶能有效补充营养、强身健体；而酸奶是帮助消化的补充品，其特有的乳酸菌对肠道帮助很大。

鸡蛋

排毒有效成分
卵磷脂、
B族维生素

食疗功效
帮助代谢
强身健体

- **别名：**鸡卵
- **性味：**性平，味甘
- **营养成分：**
  糖类、蛋白质、脂肪、水分、
  维生素A、B族维生素、维生素E、铁、钾、磷、镁、钙、锌等

⭕ **适用者：**普通人　✖ **不适用者：**易胀气者

鸡蛋为什么能排毒养瘦

1. 鸡蛋中的卵磷脂含有生物乳化剂，能将血液中的脂肪乳化，可避免心血管、脂肪肝等疾病的发生。

2. 鸡蛋可促进血液循环、新陈代谢，所含营养素包括卵磷脂、B族维生素，有促进代谢的作用，能帮助糖类、脂肪代谢，将废物排出体外，并将养分输送到全身，减少体内累积的毒素；养分也能被器官充分利用，代谢越顺畅，越不容易发胖。

鸡蛋主要营养成分

1. 鸡蛋富含蛋白质、水分和胆固醇，而维生素A、维生素B_{12}、铁的含量也丰富。

2. 鸡蛋的卵磷脂是存在于蛋黄中的一种脂肪，约占蛋黄30%的比重，对人体有多重功效，是鸡蛋的重要营养素。

鸡蛋食疗效果

1. 鸡蛋含有优质蛋白质，其中8种是人体必需氨基酸，能为人体内的主要器官提供养分，令人保持活力。

2. 鸡蛋可以使人变聪明。因为卵磷脂是制造乙酰胆碱的原料，乙酰胆碱是大脑的神经传导物质，充足的乙酰胆碱能帮助大脑中枢神经的发育，并且能预防阿尔茨海默病。

3. 鸡蛋也有养颜美容的效果，因为它含有维生素A、维生素B_{12}、维生素E，能保健皮肤，使人保持年轻；又含有铁，能帮助造血、预防贫血，是特别适合女性的食物。

鸡蛋食用方法

鸡蛋半熟时，是人体肠胃吸收营养的最佳状态；吃全熟的鸡蛋，消化时间反而更长。所以吃半熟蛋更有利于营养吸收。

鸡蛋饮食宜忌

1. 鸡蛋富含胆固醇，所以患有高血压、高脂血症的人不宜吃太多。

2. 鸡蛋富含蛋白质，而醋含有醋酸，两者若一起食用，会产生不利于人体消化的物质，容易造成肠胃不适。

鲜蔬蛋沙拉

消除疲劳＋抑菌排毒

■ **材料：**

水煮蛋1个，西芹30克，辣椒1个，葱1根

■ **调味料：**

白胡椒粉1小匙，盐适量，橄榄油1小匙

■ **做法：**

① 葱洗净切段；西芹洗净切块；辣椒洗净切圈；水煮蛋切块，备用。

② 加水200毫升煮沸，加白胡椒粉、盐稍微拌匀，再加入葱段，马上熄火。

③ 葱段夹起盛盘，撒上鸡蛋块与西芹块，再淋上橄榄油，加辣椒圈点缀即可。

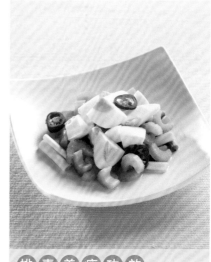

排 毒 养 瘦 功 效

　　水煮蛋搭配西芹中的膳食纤维，除了能促进肠道蠕动，将废物排出体，还能提高肠道的吸收能力。

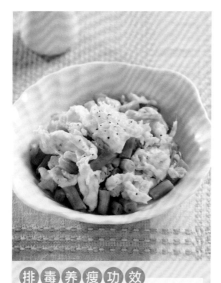

排 毒 养 瘦 功 效

　　鸡蛋含维生素A、维生素E，能保健皮肤，使人保持年轻；还具有抗氧化的功效，减少自由基、毒素的侵害；铁质还能帮助造血、预防贫血。

鲜甜四季豆炒蛋

促进造血＋抗氧化

■ **材料：**

四季豆150克，鸡蛋2个，蒜5瓣

■ **调味料：**

橄榄油1大匙，盐1/2小匙，温开水2小匙，米酒1小匙

■ **做法：**

① 四季豆洗净，去老筋和头尾，切丁，以沸水烫熟；鸡蛋打散，加入温开水和米酒拌匀。

② 以1小匙橄榄油热锅，倒入蛋液翻炒至熟，盛入碗中。

③ 倒入剩余油爆香蒜末，加四季豆丁炒熟，再加盐调味，最后倒入蛋液炒匀即可。

奶香鸡肉蒸蛋

代谢脂肪 + 增强体力

■ **材料：**
鸡蛋2个，低脂牛奶1杯，鸡胸肉50克，葱1根

■ **调味料：**
盐1/2小匙

■ **做法：**
❶ 将鸡蛋打成蛋液，和盐一起加入低脂牛奶中，拌匀。
❷ 葱洗净，切末。
❸ 鸡胸肉洗净，切小块，放入步骤❶的材料中，用大火蒸至表面变色，转中火再蒸约30分钟。
❹ 撒上葱末即可。

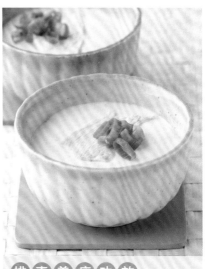

排 毒 养 瘦 功 效

鸡蛋中的卵磷脂可加速脂肪的代谢；低脂牛奶与鸡肉都是低脂食物，非常适合瘦身期的人食用。

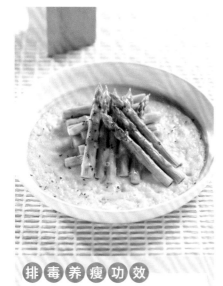

排 毒 养 瘦 功 效

鸡蛋中丰富的B族维生素，有助糖类、脂肪的代谢，能将废物排出体外，将养分输送到全身，减少体内毒素累积。

芦笋焗蛋

减轻疲劳 + 帮助代谢

■ **材料：**
鸡蛋3个，芦笋9根

■ **调味料：**
盐、黑胡椒、奶油各适量

■ **做法：**
❶ 芦笋洗净，去尾端、切段，以盐水汆烫后，捞起沥干，备用。
❷ 热锅加奶油，加入芦笋段翻炒，再加少许盐、黑胡椒调味。
❸ 在耐热容器中打入鸡蛋，铺上步骤❷的材料，放进烤箱，以200℃烤10~12分钟即可。

牛奶

排毒有效成分
钙、共轭亚油酸

食疗功效
强健骨质
保健心血管

- **别名：** 牛乳、鲜奶、鲜乳
- **性味：** 性平，味甘
- **营养成分：**
  共轭亚油酸、蛋白质、脂肪、钙、磷、铁、钾、镁、锌、维生素A、B族维生素等

○ **适用者：** 普通人、病后体虚者　✗ **不适用者：** 乳糖不耐受症者

牛奶为什么能排毒养瘦

1 牛奶不含膳食纤维，所含热量也不高；而低脂鲜奶所含热量更低，对人体不易造成负担。

2 牛奶中有共轭亚油酸，能降低血液中的胆固醇。

3 牛奶对减肥中的人很有益。据研究显示，减肥者容易缺乏钙质，多摄取牛奶能有效补充钙质，并保持体力。

牛奶主要营养成分

　　每100克全脂牛奶中，约含3克蛋白质、3～4克脂肪；而脱脂牛奶的脂肪含量多在1克以下，低脂牛奶的脂肪在1～2克。想限制脂肪摄取量者，挑选时可多留意食品标示。

牛奶食疗效果

1 人体对牛奶的钙质吸收率约60％，因牛奶的乳蛋白能分解成很小的物质——肽，有助钙质吸收；且牛奶的磷钙比例接近1，也有利于钙的吸收。

2 因为钙质吸收良好，所以牛奶也能调节高血压，还能稳定情绪、帮助安眠，并强健体质。

3 牛奶含钾、钙、油酸，能预防心血管疾病；牛奶中的钙、钾能促进肾脏、血管中多余水分的排出，改善高血压；牛奶脂肪中有1/3的油酸，是稳定的不饱和脂肪酸，能降低血液中的低密度脂蛋白，不会影响高密度脂蛋白，也不会被氧化或因氧化而致癌。

牛奶食用方法

1 牛奶杀菌后，可冷饮、热饮，制成冰棒、点心，入菜或做成酸奶等乳类制品，是老少咸宜的食物。

2 若要将鲜奶加热饮用，只要加热至温热即可，以免加热超过100℃而影响牛奶本身的营养价值。

牛奶饮食宜忌

　　有乳糖不耐受症的人，无法消化牛奶中的乳糖；若能将牛奶加热、渐次增加饮用量，便能逐渐改善症状。

香浓木瓜牛奶

补充营养＋预防便秘

■ **材料：**
木瓜200克，牛奶1/2杯

■ **做法：**
❶ 木瓜洗净，去皮和籽，切小块。
❷ 木瓜块和牛奶倒入果汁机中打匀即可。

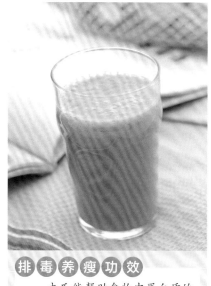

排 毒 养 瘦 功 效

木瓜能帮助食物中蛋白质的分解，有助消化；搭配牛奶食用，更利人体吸收。此道饮品容易消化，亦能帮助排便。

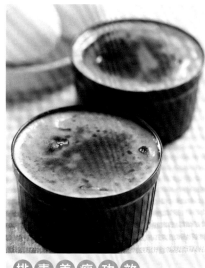

排 毒 养 瘦 功 效

牛奶中含共轭亚油酸，具有降低血液中胆固醇的功效。近年也有些研究认为，其钙质能促进脂肪代谢，避免发胖。

焦糖布丁

降胆固醇＋促进脂肪代谢

■ **材料：**
鸡蛋2个，蛋黄2个，牛奶2杯

■ **调味料：**
白糖4大匙，香草粉1小匙

■ **做法：**
❶ 将4大匙白糖倒入锅中，以小火煮成深褐色后熄火；加2大匙热水拌匀，倒入容器中。
❷ 鸡蛋、蛋黄与香草粉放在大盆中拌匀，备用。
❸ 把牛奶倒入锅中，以小火煮沸后熄火。
❹ 将步骤❸的材料边搅拌边倒入步骤❷的材料中，过筛后倒入步骤❶的材料中，放进烤箱，以150℃烤30分钟即可。

酸奶

排毒有效成分
乳酸菌、锰、钙

食疗功效
强化骨骼
保持肠道健康
预防肠癌

● **别名：** 发酵乳、优酪乳、酸乳酪

● **性味：** 性平，味甘

● **营养成分：**
糖类、脂肪、水分、蛋白质、维生素A、维生素B$_2$、维生素B$_{12}$、烟酸、矿物质、乳酸菌等

○ **适用者：** 乳糖不耐受症者、普通人 ✗ **不适用者：** 胃肠道术后患者、腹泻者、1岁以下婴儿

酸奶为什么能排毒养瘦

1 酸奶的热量不高，又含乳酸菌能帮助肠道蠕动，是有益减肥的食品。

2 酸奶虽不含膳食纤维，但本身的饱腹感很强，能减少进食的欲望，可当作正餐时的点心，补充营养，又帮助消化。

酸奶主要营养成分

1 每100克酸奶中，脂肪仅有1克左右，又含丰富烟酸，对排毒减重者来说是不错的乳制品选择。

2 市售酸奶有菌种上的分别，不同的菌种有其不同特性与肠胃接受度。对于想排毒变瘦的人来说，它低脂、保健肠道的特点优于其他乳制品。

酸奶食疗效果

1 酸奶中的乳酸菌，能对抗肠道中的有害菌，使肠道内有益菌多于有害菌；并刺激肠道蠕动，保持粪便湿润，能预防便秘，预防大肠癌。

2 酸奶中含锰，能促进人体吸收钙，强健骨骼、牙齿，并预防骨质疏松症。

3 有乳糖不耐受症的人可以喝酸奶。其乳酸菌能将乳糖分解为半乳糖，不易引发肠鸣不适的问题。

酸奶食用方法

1 将酸奶当成沙拉酱，淋在蔬菜水果上制成沙拉，可解决奶类中膳食纤维、维生素不足的问题。这样吃不仅热量低，还可降胆固醇，保健肠胃。

2 早餐前空腹喝酸奶，能帮助清除肠道中的废物；若担心胃部不适，可在喝酸奶前，先喝杯温开水。

酸奶饮食宜忌

1 胃肠道手术后的患者、1岁以下婴儿及腹泻者，尽量别喝酸奶。

2 酸奶不宜与烧烤肉类、腊肉、腌制肉类同吃，否则易提高患癌率。

葡萄酸奶

整肠健胃＋通便排毒

■ **材料：**
葡萄300克，原味酸奶200毫升

■ **调味料：**
蜂蜜1/2小匙

■ **做法：**
❶ 葡萄洗净，去蒂头和籽，和原味酸奶一起放入果汁机中，充分搅拌均匀。
❷ 放入滤网滤渣后，加蜂蜜拌匀即可。

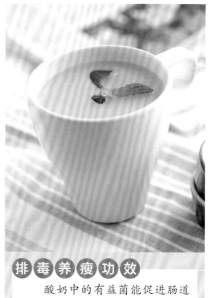

排 毒 养 瘦 功 效

　　酸奶中的有益菌能促进肠道蠕动，缩短粪便在肠道中停滞的时间，同时带走代谢产生的废物，利于身体健康。

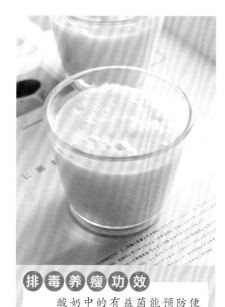

排 毒 养 瘦 功 效

　　酸奶中的有益菌能预防便秘；芦荟中的胶质能帮助代谢、活化细胞，并且加速体内的新陈代谢，排除体内毒素。

芒果芦荟酸奶

活化细胞＋帮助消化

■ **材料：**
芒果1个，低脂酸奶1瓶，芦荟叶1片

■ **调味料**
蜂蜜适量

■ **做法：**
❶ 芒果洗净，去皮去核，切块。
❷ 芦荟洗净去皮，取出果肉放入果汁机中，加入芒果块、低脂酸奶与蜂蜜，打成果汁即可。

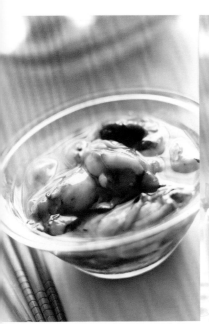
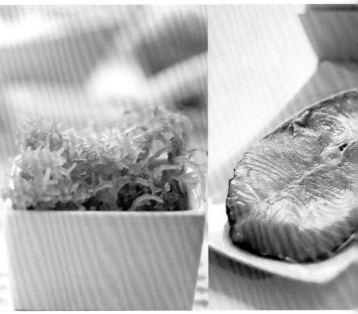

海菜海鲜类

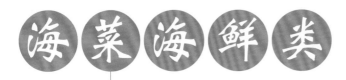

　　牛磺酸与不饱和脂肪酸，是海鲜能降低脂肪的两大利器。牛磺酸能促进胆汁酸分泌，使血中胆固醇被充分利用，进而降低胆固醇；不饱和脂肪酸能抑制肝脏合成脂肪，所以也能预防肥胖。虽然海鲜含胆固醇，但同时能降胆固醇，在正常食用状况下，不必太担心胆固醇过量。

　　海藻是海里的蔬菜，有不饱和脂肪酸及优质膳食纤维，又以黏质的水溶性膳食纤维最具特色，能有效清洁肠道、预防便秘、降低血脂。海藻含碘，可促进新陈代谢，但甲状腺功能亢进者不宜多吃。

海藻类

排毒有效成分
不饱和脂肪酸、膳食纤维、碘

食疗功效
预防便秘
降血脂

- **别名：** 海草
- **性味：** 性寒，味咸
- **营养成分：**
  蛋白质、膳食纤维、维生素A、B族维生素、维生素E、钙、钾、钠、磷、镁、铁、锌、碘等

○ **适用者：** 糖尿病、心血管疾病患者　✕ **不适用者：** 体质虚寒者、甲状腺功能亢进者

🍎 海藻类为什么能排毒养瘦

1 海藻类含有的胶状膳食纤维，是一种水溶性纤维，能在肠道中变成凝胶状，吸附并带走多余的脂肪、低密度脂蛋白，能清洁废物、预防肥胖、降血脂。有效成分包括：海带、裙带菜中的褐藻胶及洋菜中的洋菜胶等。另外，紫菜虽不含胶类纤维，其膳食纤维也有很强的清肠效果。

2 海藻类也含有丰富的碘，碘是甲状腺素的合成元素之一。足够的甲状腺素，能帮助代谢脂肪、糖类、蛋白质，可预防肥胖。

3 海藻类几乎不含脂肪，热量很低。其中紫菜、海带含不饱和脂肪酸；紫菜有牛磺酸，能发挥降血脂的效果，常吃能避免肥胖。

🌀 海藻类主要营养成分

1 紫菜除膳食纤维外，还含丰富的铁、维生素E，是高钾、低钠的食物；又含有牛磺酸、DHA、EPA等有益人体的成分。

2 海带含大量膳食纤维、铁、维生素E；与紫菜不同的是，海带是高钠、低钾的食物，所以味道偏咸。

🍙 海藻类食疗效果

1 海藻类多属高钾、低钠食物，能利水、利尿；即便如钠含量较多的海带，也有甘露醇，能利尿消肿。

2 海藻类中的海带、发菜、洋菜，含丰富钙质，钙比磷含量高，更有益于钙的吸收，能预防骨质疏松症，对于骨骼、牙齿发育有益。

☀ 海藻类食用方法

海藻类性质偏寒，入菜时可加入胡椒、香油、葱、蒜等调味品，能缓解寒性，对脾胃虚寒者尤其有益。

📖 海藻类饮食宜忌

1 紫菜的钠含量很高，肾病患者需控制食用量。

2 甲状腺功能亢进者不能摄取太多碘，因此需少吃海藻类食材。

酸辣海带

排除毒素＋保健肠道

■ **材料:**
海带80克，芹菜20克，辣椒2个，蒜末少许

■ **调味料:**
香油1小匙，酱油、醋各少许

■ **做法:**

① 所有材料洗净。海带切丝；芹菜切碎；辣椒切细丝。

② 海带丝汆烫后取出，沥干放凉。

③ 将所有的调味料混匀，再放入海带丝、蒜末、芹菜碎、辣椒丝拌匀，放入冰箱冰镇后即可。

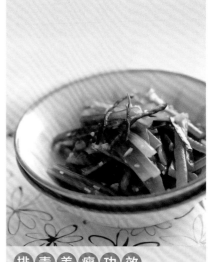

排 毒 养 瘦 功 效

　　海带中的胶质，能排除肠道中的重金属离子；芹菜含有丰富膳食纤维，能增强肠道蠕动，帮助消化。

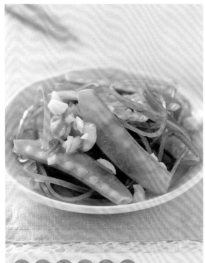

排 毒 养 瘦 功 效

　　海带中的胶质能减少有毒物质对人体的伤害；豌豆荚含丰富纤维质。两者均能促进胃肠蠕动，具有清肠排毒的功效。

海带炒豌豆

帮助消化＋稳定血糖

■ **材料:**
海带70克，豌豆荚200克，蒜5克

■ **调味料:**
盐1/4小匙，食用油适量，胡椒粉1/6小匙

■ **做法:**

① 海带洗净切丝；豌豆荚洗净去老筋；蒜切碎备用。

② 热锅放油，爆香蒜末，再加入海带丝、豌豆荚翻炒，最后加盐及胡椒粉炒匀即可。

银鱼紫菜蛋花汤

高钙健骨＋改善贫血

■ 材料：
干紫菜10克，姜1片，葱花适量，小银鱼150克，鸡蛋1个，高汤2杯

■ 调味料：
盐、白糖、香油各1/4小匙

■ 做法：
❶ 干紫菜泡水、沥干；鸡蛋打散；姜切丝；小银鱼洗净。
❷ 高汤倒入锅中煮滚，加小银鱼煮滚，再加紫菜、姜丝。
❸ 倒入蛋液、盐、白糖，在锅中搅匀。起锅前，撒上葱花、滴入香油即可。

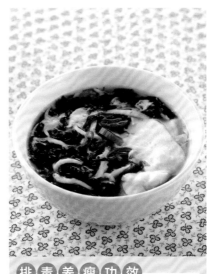

排 毒 养 瘦 功 效

　　紫菜含有膳食纤维，能清除肠道中的顽固废物，预防痔疮和便秘；亦富含铁质，能养血强身，改善贫血。

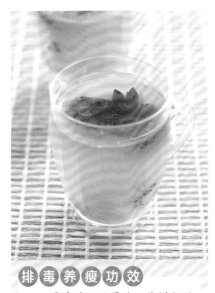

排 毒 养 瘦 功 效

　　果冻进入肠胃后，能增加肠道的湿润度，软化粪便，让排便更顺畅，进而降低毒素囤积在肠道中的概率。

高纤果冻

高纤减重＋润肠通便

■ 材料：
猕猴桃1/2个，草莓2个，琼脂3克，柳橙汁200毫升

■ 做法：
❶ 猕猴桃去皮、切小丁；草莓洗净，去蒂对切，备用。
❷ 热锅加水200毫升，煮滚后熄火，加入琼脂拌匀，让琼脂完全溶解。
❸ 趁步骤❷的材料仍热，倒入柳橙汁和步骤❶的材料拌匀，倒入杯中，放凉即成果冻。

鳕鱼

排毒有效成分
牛磺酸、
不饱和脂肪酸

食疗功效
降低血脂
保护心血管

- **别名**：大头青、大口鱼、明太鱼、大头鱼
- **性味**：性平，味甘
- **营养成分**：
  蛋白质、脂肪、维生素A、B族维生素、维生素D、维生素E、钙、钾、钠、磷、镁、铁、锌等

O **适用者**：骨质疏松症患者、心血管疾病患者   X **不适用者**：痛风患者、尿酸过高者

鳕鱼为什么能排毒养瘦

1 鳕鱼的脂肪含DHA、EPA等不饱和脂肪酸，能降低胆固醇、甘油三酯，预防肥胖。

2 鳕鱼的蛋白质含有牛磺酸，可降低血压、胆固醇。常吃含牛磺酸的食物，能降血脂。

鳕鱼主要营养成分

鳕鱼富含蛋白质，所含的维生素D有益于骨骼健康；又含有丰富的烟酸与铁。

鳕鱼食疗效果

1 鳕鱼含有维生素D，能帮助钙质吸收，可改善骨质疏松症。

2 鳕鱼富含蛋白质，肉质柔软、易消化，是肠胃不适者及1岁以上儿童摄取蛋白质的良好来源。

3 鳕鱼含DHA、EPA等不饱和脂肪酸与牛磺酸，是优质的降血脂食物，能预防动脉硬化与血栓，避免中风、冠心病及其他心血管疾病。

4 中医认为，鳕鱼可以辅助治疗跌打损伤、脚气病、便秘等。

鳕鱼保存、食用方法

1 鳕鱼的保存期限较短，不宜存放太久。购买前，需先确认没有异味的，才是新鲜的鳕鱼；当一次购买较多时，宜分成多份，放在冷冻库中保存，每次只解冻一小包。

2 若想让鳕鱼肉质更紧实，烹调前，可先将鱼表面水分擦净，撒点盐再煮食，也能使其味道更鲜美。

鳕鱼饮食宜忌

鳕鱼含有胺，应避免与香肠、火腿、腊肉等含亚硝酸盐的食物一起吃，以免在肠道产生亚硝胺，增加患癌风险。

清蒸核桃鳕鱼

滋补肝肾 + 促进代谢

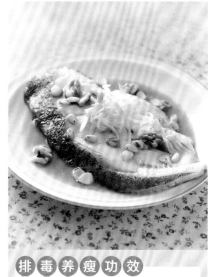

■ 材料：
鳕鱼150克，松子仁10克，核桃仁40克，葱1根，姜2片

■ 调味料：
橄榄油1大匙，酱油1/2大匙，米酒1小匙

■ 做法：
① 将葱、姜洗净切丝；核桃仁捣碎，与松子仁放入油锅中炒香。

② 鳕鱼洗净装盘，淋上米酒，撒上姜丝，放入蒸锅蒸约10分钟。

③ 撒上核桃仁和松子仁，淋上酱油，再放上葱丝即可。

排毒养瘦功效

　　鳕鱼是肉质细嫩、脂肪含量低的优质蛋白质来源。其中的牛磺酸能协助肝脏代谢脂肪，故对瘦身者而言，是良好的食材之一。

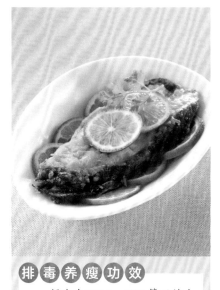

柠檬鳕鱼

改善水肿 + 促进代谢

■ 材料：
鳕鱼200克，鸡蛋1个，柠檬1/4个

■ 调味料：
盐、胡椒粉、低筋面粉各少许，橄榄油2小匙

■ 做法：
① 柠檬洗净切薄片；鳕鱼洗净沥干，用盐和胡椒粉涂抹鱼身，略腌15分钟。

② 将鸡蛋打入碗中，搅拌均匀后涂于鳕鱼上，再抹上低筋面粉。

③ 热锅加油，以小火将鳕鱼煎呈金黄色。

④ 取1张锡箔纸，先铺上柠檬片，将鳕鱼放进预热150℃的烤箱烤20分钟，食用前淋上少许柠檬汁即可。可以洗净的芹菜叶装饰。

排毒养瘦功效

　　鳕鱼含DHA、EPA等不饱和脂肪酸与牛磺酸，有益脂肪代谢。除了可预防动脉硬化与血栓形成，对减重者也具有辅助的功效。

三文鱼

排毒有效成分
维生素、
不饱和脂肪酸

食疗功效
保健心血管
降胆固醇

- **别名：** 大马哈鱼、鲑鱼
- **性味：** 性平，味甘
- **营养成分：**
  脂肪、蛋白质、维生素A、B族维生素、
  维生素D、维生素E、钙、钾、钠、磷、镁、铁、锌等

○ 适用者： 心血管疾病患者、用脑过度者　　**✗ 不适用者：** 痛风患者、尿酸过高者

三文鱼为什么能排毒养瘦

1 三文鱼含丰富的不饱和脂肪酸，能降低血液中的胆固醇、甘油三酯，进而降低血脂。

2 三文鱼的维生素B_6含量丰富，能促进蛋白质、脂肪的代谢，预防脂肪肝和发胖等问题。

三文鱼主要营养成分

1 三文鱼的脂肪含量不低，并有少量胆固醇，接近20%的蛋白质，算是中等脂肪、高蛋白质的食材。

2 三文鱼含丰富的烟酸与维生素B_{12}。其烟酸含量接近一人一日所需，能调节饮酒过度、饮食过量的代谢障碍问题；而维生素B_{12}能调节脑功能，调整夜晚睡眠不良、白天精神不佳的生物规律。

3 三文鱼中维生素D和维生素E含量也相当丰富。

三文鱼食疗效果

1 三文鱼含有$\omega-3$多不饱和脂肪酸，对儿童的脑部发育有益，也能提升学习专注力，并降低气喘的发生率。

2 DHA的功效很多，除了能活化大脑细胞、使人变聪明，也能防治阿尔茨海默病；另外，维生素B_{12}对阿尔茨海默病也有一定的防治效果。

3 DHA、EPA能对抗癌细胞，避免癌细胞扩散并转移到其他部位。

三文鱼食用方法

1 三文鱼以煮汤、火锅或生鱼片最为常见；而其鱼眼睛富含DHA，因此发育中的儿童常被鼓励多吃鱼眼睛。

2 三文鱼含有丰富的维生素B_6，不耐高温烹煮，否则营养容易流失，所以吃生鱼片最能保留维生素B_6的营养价值。

三文鱼饮食宜忌

三文鱼的甲基汞含量较高，长期过量食用，易导致神经病变，每周食用量不宜超过200克。

彩蔬炒三文鱼

润肠通便＋排除毒素

■ **材料：**
西蓝花、胡萝卜各50克，三文鱼100克

■ **调味料：**
橄榄油2小匙，盐1/2小匙，香油1/4小匙

■ **做法：**

❶ 三文鱼洗净切块；胡萝卜洗净切块；西蓝花洗净切小朵。

❷ 西蓝花和胡萝卜块，分别放入滚水中余烫，再捞起。

❸ 热油锅，放入三文鱼块煎至八分熟，再加步骤❷的蔬菜、盐和香油炒匀即可。

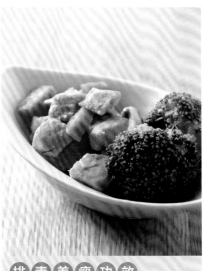

排毒养瘦功效

三文鱼丰富的不饱和脂肪酸及橄榄油的单元不饱和脂肪酸，不仅对心血管疾病有预防功效，还能润肠通便，帮助体内毒素排出。

三文鱼豆腐汤

防衰抗老＋降血脂

■ **材料：**
三文鱼片200克，葱1根，豆腐1块（约80克），姜3片

■ **调味料：**
盐1/2小匙

■ **做法：**

❶ 材料洗净。三文鱼片和豆腐切小块；葱切丝。

❷ 水倒入锅内，放入三文鱼块和姜片，煮沸，再放豆腐块和盐，煮滚，最后撒上葱丝即可。

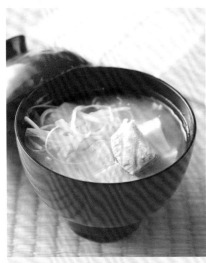

排毒养瘦功效

三文鱼中丰富的不饱和脂肪酸，能降低血中胆固醇、甘油三酯，故能降低血脂，对减重者是有助益的。

鱿鱼

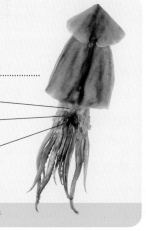

排毒有效成分
DHA、EPA、牛磺酸

食疗功效
活化脑细胞
强化肝功能

- **别名：** 柔鱼、枪乌贼
- **性味：** 性平，味甘
- **营养成分：**
  糖类、脂肪、蛋白质、B族维生素、钙、钾、钠、磷、镁、铁、锌等

○ **适用者：** 幼儿、老人　✗ **不适用者：** 皮肤过敏者、消化不良者

鱿鱼为什么能排毒养瘦

1. 鱿鱼的成分中胆固醇虽很高，但大部分储藏在其内脏中，而非平常食用的躯干，所以不必太担心食用鱿鱼会使胆固醇水平上升的问题；其中所含的DHA、EPA等不饱和脂肪酸，能降低血脂，避免脂肪沉积于血管壁，可预防高脂血症的发生。

2. 鱿鱼的热量不高，脂肪量也不高，而其丰富的蛋白质中富含牛磺酸；牛磺酸能降低血压，降低血液中的总胆固醇，促进脂肪代谢。

鱿鱼主要营养成分

1. 鱿鱼富含极高的蛋白质及胆固醇，在每100克鱿鱼中，有约60%是蛋白质。

2. 一天吃100克的鱿鱼，就能摄取到充足

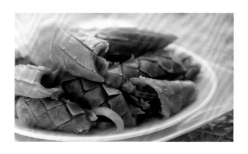

的维生素E；此外，其烟酸、钾、铁、锌的含量都很高。

鱿鱼食疗效果

1. 鱿鱼的牛磺酸、钾含量高，能改善因盐分摄取太多而导致的高血压；另外，不饱和脂肪酸能降低血脂，避免动脉硬化；鱿鱼还能够保护心血管。

2. 牛磺酸能强化肝功能，促进胆汁酸分泌及肝细胞再生，并预防胆结石。

3. DHA的含量丰富，能帮助儿童智力发育，预防阿尔茨海默病，并保护视力。

鱿鱼处理、食用方法

1. 市面上常见冷冻新鲜鱿鱼、鱿鱼干，处理方法各不同。新鲜鱿鱼先去除内脏、外膜，才能煮食；而鱿鱼干表面常见的一层白色粉状物质是牛磺酸，不必刻意除去。

2. 鱿鱼一定要煮熟再吃，食用未完全熟透的鱿鱼，易影响肠胃功能。

鱿鱼饮食宜忌

消化不良者、过敏体质的人尽量别吃鱿鱼。

凉拌葱花鱿鱼

消除疲劳 + 低脂减重

■ **材料：**

鱿鱼300克，葱2根，姜15克，辣椒1个

■ **调味料：**

橄榄油、酱油各2大匙，盐1/2小匙，白糖1大匙

■ **做法：**

1. 材料洗净。鱿鱼切花片，以热水烫熟后，沥干待凉；葱切花；姜、辣椒切末。

2. 热油锅，放入葱花、姜末、辣椒末、盐、酱油、白糖，快炒至香味出来后，熄火，加鱿鱼片搅拌均匀。

3. 步骤❷的材料放入冰箱冷藏1小时后即可。

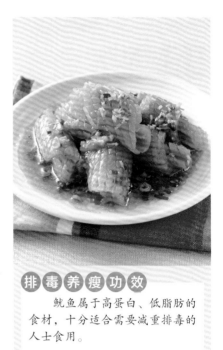

排毒养瘦功效

　　鱿鱼属于高蛋白、低脂肪的食材，十分适合需要减重排毒的人士食用。

韭菜炒鱿鱼

避免水肿 + 改善高血压

■ **材料：**

韭菜120克，蒜3瓣，葱1根，辣椒1/2个，水发鱿鱼60克

■ **调味料：**

橄榄油1大匙，酱油1小匙，米酒1/2小匙，白糖1/4小匙

■ **做法：**

1. 所有材料洗净。蒜、辣椒切片；韭菜、葱切段。

2. 鱿鱼洗净，切刀纹后切片，再用滚水略烫，捞起沥干。

3. 热油锅，炒香蒜片、葱段和辣椒片，加鱿鱼片、韭菜段、酱油、米酒和白糖，炒熟即可。

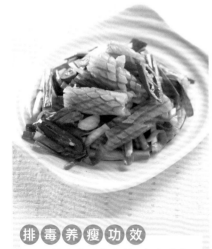

排毒养瘦功效

　　鱿鱼脂肪含量低、钾含量高，能改善因盐分摄取过量导致的高血压；也能协助水液代谢，减少水分在体内潴留，避免水肿型肥胖。

牡蛎

排毒有效成分

牛磺酸、
维生素A

食疗功效

造血补血
增强免疫力

- **别名：** 生蚝、蚵子、海蛎子、蛎蛤

- **性味：** 性微寒，味咸

- **营养成分：**
  蛋白质、脂肪、牛磺酸、维生素A、B族维生素、
  维生素E、钙、钾、钠、磷、镁、铁、锌等

○ **适用者：** 贫血者、体虚者、糖尿病患者、高脂血症患者　✗ **不适用者：** 高尿酸血症及痛风患者

牡蛎为什么能排毒养瘦

1 牡蛎含牛磺酸，具有降低血压、胆固醇之效。

2 牡蛎热量低，又是低脂食物，不会造成身体负担；而且其所含的胆固醇不易使人发胖，对代谢有帮助，是减肥者能摄取的补血、保肝食材。

牡蛎主要营养成分

1 牡蛎的维生素B_{12}、锌含量很高。牡蛎营养丰富，被很多人士称为"海洋中的牛奶"。

2 牡蛎的脂肪含量很低，蛋白质亦颇丰富；又含丰富的铁，并有微量元素铜与锰。

牡蛎食疗效果

1 牡蛎的锌含量高，对于伤口愈合、免疫力提升有帮助；也能帮助生殖系统的发育。所以对男性、发育中儿童、体虚者来说，都很适合。

2 牡蛎富含铁，对造血有帮助；所含铜能促进铁的吸收，并促使铁与血红蛋白结合，达到预防贫血的效果；又含大量维生素B_{12}，能预防贫血。

3 牡蛎的牛磺酸本身有保肝、利胆的作用，能预防胆结石，促进胆汁分泌、肝细胞再生，也能改善孕妇胆汁淤积的问题。

4 牡蛎能帮助胰岛素的分泌与利用，对糖尿病有益，也有抑制癌细胞的效果。

5 牡蛎中丰富的维生素A，可以增强身体免疫力，并促进视力健康。

牡蛎保存、处理、食用方法

1 新鲜的牡蛎，置于冷藏库中约可保存2天；烹调前可浸泡在浓盐水中清洗，易洗掉黏液、污垢。

2 牡蛎富含铁，生吃时，可以滴些柠檬汁一起食用，柠檬中的维生素C可促进铁质的吸收。

牡蛎饮食宜忌

牡蛎的嘌呤含量较高，痛风患者、高尿酸血症患者皆应避免食用。

牡蛎炒蛋

提升免疫力＋排除毒素

■ 材料：
牡蛎200克，韭菜80克，鸡蛋4个

■ 调味料：
盐、胡椒粉各1/2小匙，橄榄油2大匙

■ 做法：
❶ 牡蛎洗净，用滚水氽烫；韭菜洗净，切段。

❷ 将韭菜段、盐、胡椒粉放入碗中，打入鸡蛋，均匀搅拌。

❸ 起油锅，加入牡蛎，并将步骤❷的蛋液均匀倒入锅内，转中火，待下层蛋液凝固后，再翻面炒熟即可。

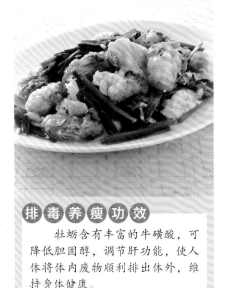

排 毒 养 瘦 功 效

　　牡蛎含有丰富的牛磺酸，可降低胆固醇，调节肝功能，使人体将体内废物顺利排出体外，维持身体健康。

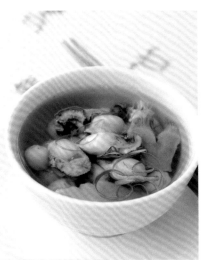

排 毒 养 瘦 功 效

　　牡蛎是低脂食物，不会造成身体负担，所含丰富的营养素对代谢有帮助，是减肥者补血、保肝的优质食材。

莲子牡蛎汤

补钙抗老＋加强代谢

■ 材料：
牡蛎120克，莲子30克，姜2片，葱1/2根

■ 调味料：
盐1/2小匙

■ 做法：
❶ 莲子去心，泡温水1小时；葱洗净切丝。

❷ 水、莲子、姜片放入锅中，煮滚后转小火，续煮20分钟。

❸ 加牡蛎煮熟后，再加盐调味，最后撒上葱丝即可。

海参

排毒有效成分
牛磺酸、
酸性黏多糖

食疗功效
美容养颜
增强免疫力

- **别名：**海瓜、海鼠、沙粪

- **性味：**性温，味甘、咸

- **营养成分：**
蛋白质、维生素B₁₂、
维生素E、钙、钾、钠、磷、镁、铁、锌、硒、钒等

○ 适用者：高钾血症患者、肾功能衰竭患者　　**✕ 不适用者：**急性胃肠炎及感冒患者

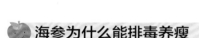 海参为什么能排毒养瘦

1 海参的热量很低，几乎不含脂肪，是肥胖者、高脂血症、心血管疾病患者的优良食物。

2 海参的酸性黏多糖，能抑制血管中的不正常凝血，抗血栓，也能改善高脂血症。

3 海参蛋白质中的精氨酸，能促进脂肪代谢、强化肌肉。海参也有牛磺酸与微量元素钒，能促进脂肪代谢，降低血中胆固醇，适合减肥者食用。

海参主要营养成分

1 海参的水分占90%以上，因此热量很低，几乎不含脂肪与胆固醇；在维生素方面，仅有少量维生素B₁₂及维生素E。

2 海参在矿物质方面，含量普遍不高，微量元素则主要有硒与钒。

海参食疗效果

1 海参高蛋白、低脂肪，且零胆固醇，适合高脂血症和心血管疾病患者食用。

2 海参具有美容养颜的效果，因为它含有丰富的胶质。胶质的功效很多，可以保健皮肤、养颜美容、补充体力，还有强健筋骨之效。

3 海参的蛋白质营养价值高，其中含有精氨酸、牛磺酸、胶原蛋白，有益人体生长发育、受损组织的修复，能提高人体免疫力。

4 海参温和滋补的功效很强。高血压、冠心病、糖尿病患者都能食用；虚劳羸弱、气血不足、营养不良、病后、产后体虚的人也很适合吃。

海参保存、处理方法

海参通常以干海参泡水泡发，泡发后剖开外皮，去除内脏才能烹调；泡发好的海参最多只能冷藏3天，且须浸泡于水中，一天要换水2~3次。

海参饮食宜忌

1 海参不能与甘草、醋一起吃。

2 急性胃肠炎及感冒、咳痰的人，都不宜吃海参。

凉拌海参

修复血管＋延缓衰老

■ 材料：
海参100克，小黄瓜60克，辣椒30克，姜10克

■ 调味料：
白糖、酱油、辣椒酱、香油各1小匙

■ 做法：

❶ 海参除去沙肠，洗净切块；小黄瓜洗净切块；辣椒洗净切碎；姜切薄片；所有调味料混合，备用。

❷ 小黄瓜块汆烫后捞起，放入姜片、海参块煮2分钟后，捞起备用。

❸ 将海参块、小黄瓜块、辣椒碎和步骤❶的调味料混合拌匀即可。

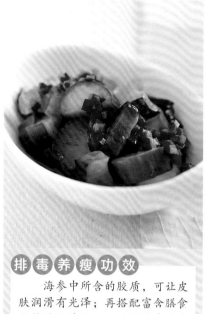

排 毒 养 瘦 功 效

海参中所含的胶质，可让皮肤润滑有光泽；再搭配富含膳食纤维的小黄瓜，可以促进有害物质排出体外。

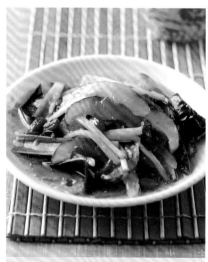

排 毒 养 瘦 功 效

海参富含胶质，可以养颜美容、降低血脂，是控制体重者和高胆固醇血症者的优质蛋白质食物来源。

竹笋烩海参

降低血脂＋消炎止血

■ 材料：
海参200克，竹笋丝50克，葱1根，老姜3片，枸杞子5克，干黑木耳10克

■ 调味料：
胡麻油1大匙，米酒1小匙，盐1/4小匙，蚝油1/2小匙，高汤3大匙，水淀粉1小匙

■ 做法：

❶ 材料洗净。海参切长条，以滚水汆烫，捞出；葱切段；干黑木耳用水泡软，切片。

❷ 胡麻油倒入锅中烧热，爆香葱段和姜片，加海参条、竹笋丝、黑木耳片和枸杞子翻炒。

❸ 倒入米酒、蚝油、盐和高汤烩煮10分钟，加水淀粉勾芡即可。

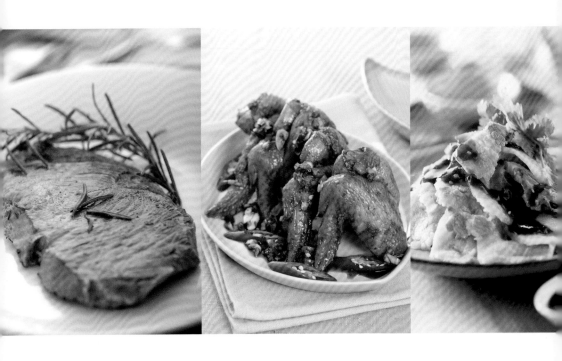

滋补肉类

理论上，肉类不适合减肥人士食用，因为它的热量偏高，但日常生活中很难完全不吃肉，尤其肉类含有丰富的蛋白质，是人体必需的营养素。所以减肥者宜选择瘦肉食用，并可用烤、涮、炖煮等方式烹调，以降低脂肪的摄取量。

鸡肉含有不饱和脂肪酸，热量中等，又含胶原蛋白，可美肤养颜、补充体力；牛肉则有吸收率很高的血红素铁，可以补足人体易缺乏的铁质，又含有很高的锌，能促进生长与发育；而猪肉中的B族维生素，能促进代谢、镇定神经。只要烹调得当，食用量控制有度，就不必担心发胖。

提示 低脂、低热的滋补肉品，还能美肤

鸡肉

排毒有效成分

不饱和脂肪酸、
维生素A、维生素C

食疗功效

补气强身
降低血脂

- **别名：** 家鸡肉

- **性味：** 性温，味甘

- **营养成分：**
脂肪、蛋白质、维生素A、B族维生素、
维生素C、钙、钾、钠、磷、镁、铁、锌等

○ **适用者：** 普通人、病后体虚者、产妇　✗ **不适用者：** 痛风、肾病、尿毒症患者

🍎 鸡肉为什么能排毒养瘦

1 减肥者应适量食用肉类。鸡肉的脂肪比其他肉类低，能够供给人体品质优良的蛋白质，又能相对减少热量，是减肥者的首选肉品。

2 鸡肉的脂肪多属不饱和脂肪酸，比其他肉类更能降低血脂、预防心血管疾病；对肥胖或高脂血症的人而言，较无健康上的负担。

🎡 鸡肉主要营养成分

1 鸡肉各部位的营养含量差异很大，整体看来，鸡胸肉、里脊肉、鸡腿肉是脂肪、胆固醇含量较少的部位，且蛋白质含量较高，在20%以上；而鸡翅膀、鸡心含较多油脂、胆固醇，蛋白质含量也略低，在10%～20%。欲减肥者多选择前者比较理想。

2 鸡肉含有维生素A、维生素C和丰富的烟酸，维生素B_{12}的含量也颇丰。

3 鸡胸肉的脂肪、胆固醇含量比其他部位低，几乎是所有肉类中热量最低者。

🦷 鸡肉食疗效果

1 鸡肉有养颜美容的功效，因为含有维生素A、维生素C、维生素E；鸡翅中又有丰富的胶原蛋白，能保健、美白皮肤，保持皮肤弹性，并促进血液循环。

2 鸡肉自古就是滋补体力、消除疲劳的食材，它的脂肪少、蛋白质高，肉质又易消化；不论是需要大量蛋白质的运动员，或病后、产后体虚的人，都能从中获益。

☀ 鸡肉食用、处理方法

1 怕胖的人可选择鸡胸肉食用；烹煮鸡汤时，也可将表面的浮油捞起。

2 处理鸡肉时，可先去掉脂肪、鸡皮；或以蒸、烤、烫的方式烹调，可避免摄取过多油脂。

⚕ 鸡肉饮食宜忌

1 肾病或尿毒症、痛风患者，不宜食用太多鸡肉。

2 鸡汤会促进胃酸分泌，所以胆结石、胆囊炎、胃溃疡患者都应少喝。

柚香鸡肉沙拉

排除毒素＋抗氧化

■ **材料：**

葡萄柚1个，鸡胸肉300克，生菜数片，洋葱1个

■ **调味料：**

柠檬汁、和风酱各1小匙

■ **做法：**

1. 葡萄柚对切，挖出果肉；鸡胸肉洗净煮熟，剥丝；生菜洗净撕小块；洋葱去皮，半个切碎，半个磨成泥，备用。
2. 取一平盘，铺上步骤❶的材料，最后淋上柠檬汁及和风酱即可。

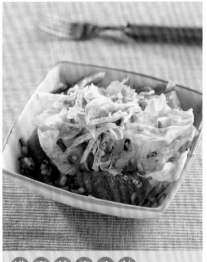

排 毒 养 瘦 功 效

　　鸡肉中含有维生素A、维生素C、维生素E，具有抗氧化功效；除了能养颜美容、帮助消化外，也可帮助体内毒素的排除。

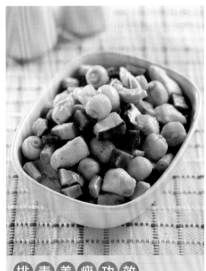

排 毒 养 瘦 功 效

　　鸡胸肉的脂肪含量低、蛋白质含量高，是减重者摄取蛋白质的良好来源；搭配莲子、香菇、四季豆中的膳食纤维一起摄入，有益瘦身。

莲子鸡丁

促进消化＋辅助减重

■ **材料：**

鸡胸肉500克，莲子120克，干香菇、火腿、四季豆各20克，蛋白2个

■ **调味料：**

淀粉、米酒、盐、食用油各1小匙

■ **做法：**

1. 鸡胸肉洗净切丁，以淀粉、蛋白、米酒、少许盐腌渍；干香菇泡软切丁；火腿与四季豆切丁；莲子去心蒸熟，备用。
2. 起油锅，先将鸡肉丁炒至七成熟，加莲子、四季豆丁、香菇丁、火腿丁续炒熟，起锅前加剩余盐调味即可。

蒜香鸡肉

降低血脂 + 减轻身体负担

■ 材料：
鸡肉125克，蒜3瓣，辣椒1根

■ 调味料：
橄榄油1小匙，酱油1/2小匙，米酒1/4小匙

■ 做法：
1. 材料洗净。鸡肉、蒜和辣椒均切片。
2. 热油锅，爆香蒜片、辣椒片，再加入鸡肉片翻炒至熟。
3. 起锅前，加其余调味料略炒即可。

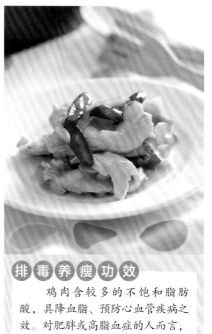

排 毒 养 瘦 功 效

　　鸡肉含较多的不饱和脂肪酸，具降血脂、预防心血管疾病之效。对肥胖或高脂血症的人而言，选择鸡肉较无健康上的负担。

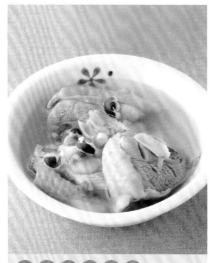

排 毒 养 瘦 功 效

　　鸡腿肉蛋白质含量高，脂肪低，是减重者供应蛋白质的好食材；配合芡实食用，能促进肠胃消化，提升代谢率。

百合芡实鸡汤

健脾益气 + 提升代谢

■ 材料：
鸡腿肉150克，姜3片，干百合30克，芡实25克

■ 调味料：
盐1小匙

■ 做法：
1. 材料洗净。鸡腿肉切块，以滚水略烫，再用冷水冲净。
2. 干百合泡冷水至软，捞出沥干。
3. 所有材料放入锅中，加水煮滚后转小火，续煮约20分钟。
4. 熄火，加盐调味即可。

牛肉

排毒有效成分
维生素A、
维生素E、铁

食疗功效
强健体质
促进生长发育

- **别名：** 无
- **性味：** 性温，味甘
- **营养成分：**
脂肪、蛋白质、维生素A、B族维生素、维生素E、钙、钾、钠、磷、镁、铁、锌等

○ 适用者： 普通人、发育中的儿童　　**✗ 不适用者：** 皮肤病、肝病、肾病患者，肠胃功能不佳者

🍎 牛肉为什么能排毒养瘦

1 对减肥者来说，牛肉中的脂肪属于饱和脂肪酸，摄取过多，易造成肥胖及心血管问题。因此食用牛肉，宜选择牛的腿部等脂少的部位。

2 研究显示，长时间减肥的人容易缺乏铁质，可食用牛肉的低脂部位来补充。

⚙ 牛肉主要营养成分

1 牛肉各部位的营养成分差异很大，最适合减肥者吃的是腿部的瘦肉。腿瘦肉热量中等，营养丰富，含有蛋白质、维生素A、维生素E、维生素B_{12}、烟酸和铁、锌等。

2 牛肉其他部位的脂肪、热量较高，其他营养素相对较少，减肥者宜慎食。每100克牛肉中的热量，牛小排约1632千焦，牛腩约1386千焦，牛腱则约515千焦。

🦷 牛肉食疗效果

1 牛肉所含血红素铁，有别于植物中的非血红素铁。非血红素铁，人体仅能吸收5%左右；而血红素铁，人体最多可吸收约20%。因此，牛肉补铁补血、预防贫血的效果很好。

2 牛肉的维生素B_{12}含量也较高，适量食用能预防贫血，又有益于神经细胞。

3 牛肉富含蛋白质与锌，可补充精力和体力。蛋白质是肌肉、皮肤组成不可或缺的原料；锌能帮助生长发育，加速伤口愈合，强化免疫系统功能。

4 牛肉含有维生素A、B族维生素、维生素E；又有吸收率佳的铁质及蛋白质，能抗氧化，避免贫血，促进血液循环，使皮肤更健康。

☀ 牛肉食用方法

1 维生素C与铁一起食用，能大幅提高铁的吸收率。吃牛肉时，可搭配柳橙汁或其他含维生素C的食物，效果更好。

2 牛的腰部、腿部瘦肉含较少脂肪和较高蛋白质，较适合减肥者。

⚕ 牛肉饮食宜忌

1 牛肉的纤维较粗，肠胃消化功能不佳的人、老年人、幼儿都不宜多吃。

2 皮肤病、肝病、肾病患者宜少吃牛肉。

元气牛肉贝果

润肤美肤＋抗氧化

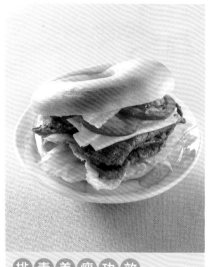

■ 材料：
洋葱末5克，贝果1个，牛肉片、乳酪片各50克，西红柿片10克，生菜1片

■ 调味料：
奶油1小匙

■ 腌料：
黑胡椒粉、盐各1/4小匙

■ 做法：

① 生菜洗净，撕片；牛肉片洗净，以腌料腌20分钟。

② 热锅加奶油，把牛肉片煎熟。

③ 贝果对切，放上牛肉片、洋葱末、生菜片、乳酪片、西红柿片，盖上另一半贝果，放入烤箱烤5分钟即可。

排毒养瘦功效
牛肉所含的维生素A、B族维生素和维生素E，具有抗氧化之效；另外，牛肉中丰富的铁质，可以让肌肤红润、气色更佳。

芒果牛肉卷

预防贫血＋补充精力

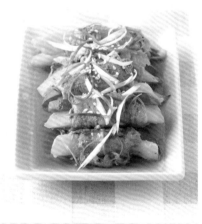

排毒养瘦功效
牛肉中含丰富的蛋白质与铁质，有助改善减重期易缺乏铁而造成的贫血；搭配含维生素C多的芒果、甜椒一起食用，更有助铁质的吸收。

■ 材料：
芒果肉75克，牛肉80克，红甜椒50克，葱1根，白芝麻5克

■ 调味料：
橄榄油2小匙，和风酱1大匙

■ 做法：

① 材料洗净。牛肉切薄片；葱切丝；芒果肉、红甜椒切粗条备用。

② 牛肉薄片摊平，放芒果条和红甜椒条后卷起。

③ 热锅加油，放入牛肉卷煎熟后，盛起摆盘。

④ 将葱丝撒在牛肉卷上，淋上和风酱，再撒上白芝麻即可。

土豆烩牛肉

补充营养＋美颜润肤

■ **材料：**
土豆120克，葱2根，牛肉100克，姜2片

■ **调味料：**
橄榄油2小匙，米酒、盐各1/2小匙

■ **做法：**

❶ 材料洗净。土豆去皮切块；葱切段；牛肉切块，放入滚水中烫1分钟，捞起。

❷ 热油锅，爆香姜片和葱段，加牛肉块炒2分钟，再加土豆块、水和其余调味料。

❸ 烩煮30分钟至土豆块熟软即可。

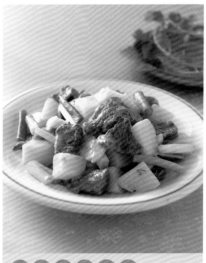

排毒养瘦功效

丰富的蛋白质，是人体每日所需之营养素，但减重者易因偏食而缺乏，故牛肉是适合减重者的优质食材。

百合莲子炒牛肉

强化营养＋提升免疫力

■ **材料：**
牛肉片200克，葱段、姜片各10克，新鲜百合、新鲜莲子各30克

■ **调味料：**
盐1/2小匙，蚝油1小匙，高汤100毫升，橄榄油1大匙，酱油、米酒各1小匙

■ **做法：**

❶ 材料洗净。以酱油、米酒腌渍牛肉片，腌好放热油锅中过油盛盘。

❷ 锅留底油，爆香葱段、姜片，接着放入百合、莲子、其余调味料，煮至汤汁略收。

❸ 放入步骤❶的材料，翻炒至牛肉片熟透即可。

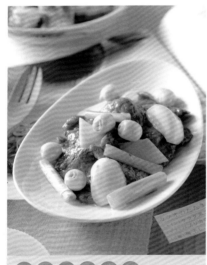

排毒养瘦功效

选择油脂含量较少的牛肉片，既可吃到美味，也减少了易导致肥胖的油脂；搭配莲子等高膳食纤维的食材，也可吸附油脂，避免肥胖。

猪肉

排毒有效成分
B族维生素、维生素E、不饱和脂肪酸

食疗功效
强身健体
镇定神经

- **别名：** 豕、豚、彘

- **性味：** 性平，味甘、咸

- **营养成分：**
脂肪、蛋白质、维生素B₁、维生素B₂、维生素B₆、维生素B₁₂、维生素E、烟酸、钙、钾、钠、磷、镁、铁、锌等

○ **适用者：** 普通人　✗ **不适用者：** 无

猪肉为什么能排毒养瘦

1 猪肉每个部位的营养成分不同，脂肪、热量较低的是里脊肉、腿瘦肉等部位；每100克中含460～795千焦热量，较适合减肥者食用。

2 猪肉有亚麻油酸等不饱和脂肪酸，在肉类中是含量较高的，具有降低血脂的功能。

3 里脊肉、腿瘦肉等部位含有丰富的B族维生素，对于代谢体内糖类、蛋白质、脂肪都有帮助，能预防多余热量囤积而形成脂肪，并避免因B族维生素缺乏而引起的病症。

猪肉主要营养成分

1 较适合减肥者食用的是里脊肉、腿瘦肉，而其他部位如猪脚、蹄髈、五花肉等，每100克中有837～1674千焦的热量，应避免选择。

2 里脊肉、腿瘦肉，其脂肪含量都低于10%，蛋白质约20%；其维生素以B族维生素含量最丰，并有维生素E；在矿物质方面，钾含量大幅超过钠，每100克猪肉中，钾有300～400毫克，而铁含量则有0.6～1.3毫克。

猪肉食疗效果

1 里脊肉、腿瘦肉的维生素B₁、维生素B₂、维生素B₆、维生素B₁₂、烟酸等，含量皆丰富，能帮助营养素代谢，使营养更易被人体吸收、利用；还能帮助生长发育、强健肌肉，并可镇定神经。

2 里脊肉和腿瘦肉的铁、锌含量也不低。铁属于血红素铁，人体吸收率高，能避免缺铁性贫血，还可养颜美容；而锌则可帮助细胞生成，促进伤口愈合。

3 猪蹄髈、猪脚的热量虽高，但有丰富胶原蛋白，是缺乏胶原蛋白的人可补充的食物，有美容养颜的功效。

猪肉处理、食用方法

1 猪肉烹调前不宜以热水清洗，其中的一些蛋白质易被溶解，营养会流失。

2 猪肉经过较久的炖煮，会使其脂肪、胆固醇含量下降，是值得参考的烹调方式，但别连炖汁一起喝下。

猪肉饮食宜忌

吃猪肉时，不宜大量喝茶，否则容易使胃肠蠕动变慢，并影响铁质的吸收。

221

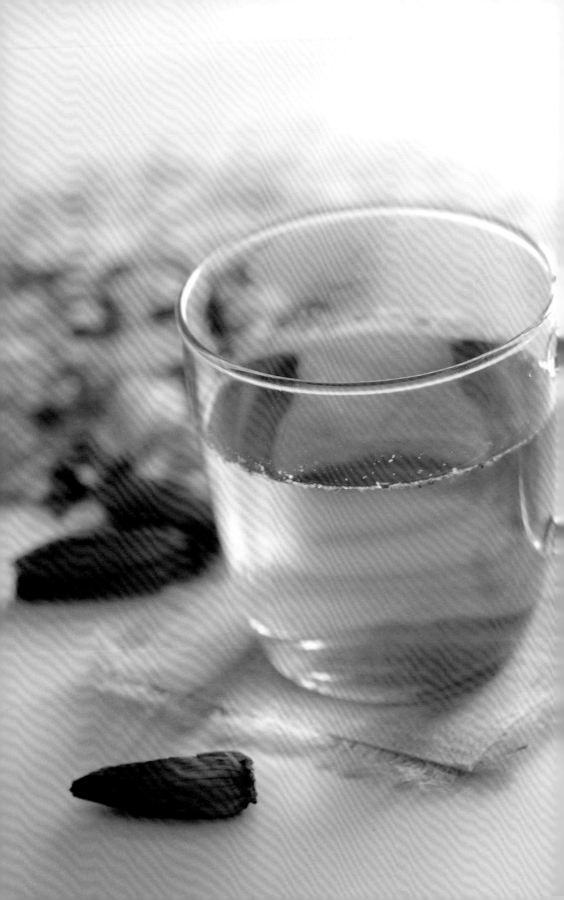

体内排毒好处多

扫除毒素，从里到外都健康美丽

想过轻松又充满活力的生活，就从排毒做起。只要稍微留意生活中的小细节，好好地贯彻实行，你会发现不需要花大钱美容、不用刻意减肥，身体将告诉你什么是最完美的状态。

提高肌肤再生力，使肌肤健康

在保养品成分或抗老化的整容手术中，玻尿酸相当常见。玻尿酸存在于肌肤的真皮层中，可保持肌肤弹性与光泽。然而玻尿酸无法从肌肤直接吸收，要预防肌肤干燥或产生肌肤保护膜的效果，须依赖其在人体内不断地生成供给。体内囤积的汞会影响玻尿酸生成；若将汞排出体外，玻尿酸的生成会逐渐恢复，肤质自然变好。

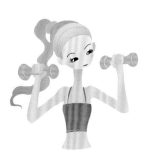

健康减重

排除毒素后，循环系统会正常运转，新陈代谢也会变好，基础代谢率提升，体重自然下降。毒素常堆积在脂肪里，因此排毒就具有一定的减重效果。

改善肩背酸痛、手脚冰冷

身体的不适症状，如腰酸背痛、手脚冰冷等症状，是体内毒素逐渐累积到身体能忍受的极限时，所发出的生理信号。此时，若能进行排毒，就能立即有效地改善这些症状。

原本带着毒物的血液、体液，经过体内排毒后也会变得清澈干净，体内循环也会变得顺畅，连水肿也随之消失，整个人变得清爽有活力。

胃肠净化，提高免疫力

肠道是具有免疫功能的器官之一。肠道内环境的好坏，会直接影响身体自然净化系统的机制。因此，进行体内排毒使肠道细胞活化，增加肠内有益菌的数量，抑制有害菌繁殖，不仅能防治便秘，还能提升身体的免疫力。

头脑清醒，情绪稳定

焦躁不安及郁闷等负面情绪，和体内毒素累积有一定程度的关系，这可从许多研究数据中得到证明。排除体内毒素后，脑内所需养分的供给便可及时、到位，有助于调整自主神经的平衡。

对症食疗排毒 → 肥胖、便秘

清除体内毒素，排毒瘦身一身轻

💜 肥胖

当体内的毒素过多时，会影响正常的排泄与代谢功能，造成脂肪过度堆积，形成肥胖。加上抗氧化能力变差，脂肪受到自由基攻击，久而久之，会产生致癌的毒素。因此，维持理想体重，不仅能使人体外表美观，更有助健康长寿。

饮食排毒

❶ **均衡饮食：**低热量、营养均衡，通过减少脂肪、糖类的摄取量来降低总热量，而不减少其他养分的摄取。

❷ **改变进餐顺序：**进餐时先喝汤，但要避免高热量的浓汤；再吃热量低、体积大、纤维多的蔬菜；最后吃肉和饭，细嚼慢咽，延长进餐时间。

❸ **定时定量：**不暴饮暴食，养成良好的饮食习惯；晚餐尤其不可过量，便可减少脂肪的堆积。

❹ **注意食物的挑选：**因血糖上升会促使胰岛素的分泌量剧增。大量胰岛素的分泌，会促使脂肪大量形成；引起的饥饿感会使食量增加、血脂浓度偏高等。选择低升糖指数的食物，会使血糖的上升速度减慢。

💜 习惯性便秘

若每周排便次数小于3次或排便时很费力，都可称为便秘。习惯性便秘多半源自不良的饮食和生活习惯，生活压力也有可能造成便秘。粪便在大肠内停留时间过长，使肠道中有益菌和有害菌的分布改变，破坏其共生平衡，粪便、废物不断积存，久之即会成为癌细胞滋生的温床。

饮食排毒

❶ **摄取充足的膳食纤维：**膳食纤维可助肠道的有益菌繁殖，让有害菌不容易生存，并可清洁肠道，帮助排出毒素和废物。

❷ **适量饮水：**起床后喝一杯温开水可刺激肠道蠕动。摄取充足的水分，可软化粪便；水分不足时，粪便会变得干硬而难以排出。

❸ **补充乳酸菌：**乳酸菌能将牛奶中的乳糖分解成乳酸，除了帮助钙质吸收，还能减少胃酸分泌，抑制有害菌增生；还可利用氨基酸合成的各种有益成分，有效分解有毒物质，减少对毒素的吸收。

❹ **补充寡糖：**寡糖可以提供肠道有益菌（如比菲德氏菌）所需养分，帮助有益菌生长，抑制有害菌繁殖。因此可改善肠道内环境，进而增强抵抗力。

对症食疗排毒 → **慢性疲劳、失眠**

现代人的"文明病"

❤ 慢性疲劳

若疲劳持续积累，休息后也无法缓解，且经常觉得喉咙痛、头痛、发热、失眠、全身酸痛、注意力无法集中，影响工作效率，并出现找不出病因的症状，则很可能是慢性疲劳综合征。

若营养素无法有效吸收利用，排除的废物无法代谢，使身体毒素不断累积，会造成身体器官的负担，导致免疫系统功能降低、体力下降、容易出现疲劳的现象。

饮食排毒

❶ **多喝水：**充足的水分能促进体内新陈代谢，也可保持身体器官黏膜的湿润状态，增强抵抗细菌的防线。成年人每天应当摄取2000毫升以上的水，养成多喝水的习惯有益健康。

❷ **多吃能抗氧化的食物：**许多食物含有多种天然抗氧化物，如β-胡萝卜素、茄红素、儿茶素、异黄酮素、含硫化合物等，皆可帮助体内清除或中和自由基，减少自由基对身体细胞组织的伤害。

❸ **少吃油脂：**摄取太多脂肪会抑制免疫系统功能，使免疫细胞无法发挥正常功能，建议减少对油脂的摄取。

❤ 失眠

长期睡眠品质不佳，对健康的影响不容小觑。睡眠好是排毒的最佳秘方，肝是人体代谢、解毒的器官，肝功能不好与失眠互为因果。

睡眠时身体会排毒，失眠会影响肝脏代谢。若未能好好休息，代谢身体所累积的毒素，会造成身体负担；肝功能不佳也可能影响睡眠品质。所以一夜好眠是健全身、心、灵的不二法门。

饮食排毒

❶ **补充维生素B_6：**维生素B_6可稳定脑细胞，帮助合成具有催眠、镇定精神作用的神经传导物质——血清素，改善抑郁症状。血清素又可合成和睡眠有关的褪黑激素。要让脑细胞好好休息，褪黑激素和维生素B_6能发挥良好作用。

❷ **补充维生素B_{12}：**维生素B_{12}和其他B族维生素可帮助体内多种营养素代谢的相关物质正常运作，并提供能量；维生素B_{12}可保护神经组织细胞，对镇定神经、舒缓焦虑有益。

❸ **补充钙、镁：**钙具有保持大脑或神经适度兴奋及稳定情绪的作用；镁有镇定神经系统的效果。

对症食疗排毒 → **糖尿病**

💜 糖尿病的饮食原则

饮食控制和运动是糖尿病患者控制血糖的不二法门。以下是几种糖尿病患者饮食的原则，一定要遵循，才能避免可怕的并发症。

❶ 均衡饮食并维持理想体重： 均衡饮食的目的在于维持合理体重，才能有效控制血糖、血脂和血压。通常体重只要减轻5%～10%，就可以改善身体对葡萄糖的利用，以控制病情。

❷ 饮食定时定量： 通过正常的基础饮食，控制饮食中含糖食物的摄取量，如奶类、主食类及水果类，通过调整糖分的摄取量，让血糖水平控制良好。

❸ 多摄取膳食纤维： 充足的膳食纤维，能延缓餐后血糖上升的速度且增加饱腹感，有利于控制血糖。因此应多选用未经加工的豆类和蔬菜，适量吃水果和全谷类食物。

❹ 学习糖类计算方法： 认识饮食中含糖类的食物及其分量，并掌握计算方法，才能好好地控制血糖。

❺ 正确选用食用油： 烹调用油宜选用富含单不饱和脂肪酸的植物性油脂，如橄榄油、芥花油。

❻ 少油、少盐、少糖： 糖尿病患者因为新陈代谢紊乱，会影响身体对血脂的调节，应少吃含油脂高的食物，尤应控制对钠盐的摄取；尽量避免吃精制或加糖食物，这类食品会使血糖迅速上升。

❼ 勾芡食物"浅尝即止"： 避免喝勾芡的汤品，减少摄取糊化过度的食物（如羹汤、浓汤等）及糖醋类食物，以避免血糖上升。

不可不知的糖类计算方法

- 1份糖类以含15克糖为计算基准。含糖的食物有奶类、五谷根茎类及水果类。这三类食物中，1份的分量皆等于1份糖类；而调味用糖1平匙约15克，等于1份糖类。

- 营养师建议，一餐有4份全谷根茎类食物和1份水果，等于此餐共有5份糖类；若餐前吃了零食，正餐就要从5份糖类中进行相应扣除。

- 一般营养标示中的碳水化合物就是糖类。1包食物包装上标示碳水化合物45克，而1份糖类含15克糖。所以吃掉这包食物，就要减掉接下来一餐的3份糖类。

对症食疗排毒 → 高血压

低盐清淡，是预防高血压的有效饮食守则

❤ 高血压的饮食原则

❶ **得舒饮食：**除了限制钠的摄取量在每天3克以下（约7.6克的食盐），同时配合得舒饮食的饮食指南进行控制，效果颇佳。

得舒饮食是以多种营养素的搭配，高钾、高钙、高镁、高膳食纤维、丰富不饱和脂肪酸的饮食模式，来帮助控制血压。

强调饮食均衡，主食以全谷类代替精制大米，增加蔬果的摄取量，补充蛋白质和钙（奶类尽量选择低脂或脱脂品类），每天吃少量坚果，以白肉代替红肉，减少对胆固醇和脂肪的摄取。

❷ **维持理想体重：**维持BMI值在18.5～23.9的理想体重。绝大部分时候，体重减轻，血压就会显著下降，其效果有时比降血压药物还有效。

❸ **低钠饮食：**在临床饮食中，高血压患者建议采取低钠饮食，钠的摄取量每天最好控制在3克以内，将有助延缓高血压并发症的发生；若能严格限制盐（钠）用量，降血压的效果会更明显。

此外，要避免摄取加工食物或速食，并增加天然食品的食用量。每100克的腌制食品中约含有8克的盐，因此，若是食用100克以上的腌制食品，便超过每日限盐7.6克的限制。

烹调不用盐的小妙招

❶ **酸味的利用：**烹调时使用醋、柠檬、菠萝、西红柿等来调味，可增加风味。

❷ **糖醋的利用：**烹调时使用糖醋来调味，可增添甜酸的风味。

❸ **甘美味的利用：**使用香菜、草菇、海带来增添食物的甘美。

❹ **鲜味的利用：**用烤、蒸、炖等烹调方式，保持食物的原有鲜味，以减少盐及味精的用量。

❺ **低盐作料的利用：**蒜、姜、胡椒、八角、花椒及香草片等低盐作料，或味道强烈的蔬菜，如洋葱，利用其特殊香味，达到变化食物风味的目的。

❻ **低钠调味品的使用：**可使用市售的低钠盐、薄盐酱油或无盐酱油等，但须按照营养师的指导来控制使用量。

233

对症食疗排毒 → 高脂血症

控制脂肪摄取量，预防高脂血症

💜 高脂血症的饮食原则

❶ **选食多糖类食物：** 如全谷根茎类，并避免摄取精制的甜食、含蔗糖或果糖的饮料、各式糖果或糕饼、水果罐头等加糖制品。

❷ **维持理想体重：** 控制体重，可明显降低血液中甘油三酯的浓度。

❸ **多摄取富含ω-3不饱和脂肪酸的鱼类：** 如秋刀鱼、三文鱼、鲭鱼、白鲳鱼。

❹ **少吃油酥点心、坚果种子类：** 开心果、核桃、腰果、瓜子及其制品等，都应尽量少吃。

❺ **宜多采用低油烹调方式：** 如清蒸、水煮、凉拌、烤、炖、卤等。

❻ **控制油脂摄取量：** 少吃油炸、油煎或油酥食物及肥肉和皮等部位。

❼ **外食用餐应注意：** 点菜时选择低油烹调的料理，多吃蔬菜、少吃肉，点低胆固醇的食物，避免饮用含糖饮料。

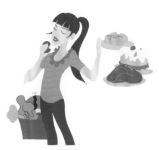

减少脂肪摄取的进食小妙招

❶ **宜喝低脂奶或脱脂奶：** 喝牛奶时选脱脂奶；如觉得脱脂无味，可以先尝试低脂奶，或以半杯或1/3杯全脂奶混合脱脂奶，再慢慢增加脱脂奶的量。

❷ **避免摄取脂肪：** 吃肉或是油炸食物时，有皮去皮，吃瘦不吃肥，吃蛋糕时先除掉外层及夹层中的鲜奶油。

❸ **额外油脂不要加：** 吃面包时不要涂奶油、花生酱或改用含脂量低的果酱。另外，吃面时不要加过多的香油或酱料。

❹ **糕饼点心要节制：** 通常点心类食品都是高油、高糖、高热量的，所以一定要节制食用。如菠萝酥、月饼、蛋黄酥等。

❺ **多选用植物性蛋白质食物：** 以毛豆、黄豆及豆制品取代部分肉类，这些植物性蛋白质来源的食物含不饱和脂肪酸，不含胆固醇，且膳食纤维含量较高。

❻ **喝汤时撇掉浮油：** 排骨汤、鸡汤中最容易出现浮油。食用前最好先将浮油撇掉，以减少对脂肪的摄取。

对症食疗排毒 → 肝病

🫀 肝脏疾病的饮食原则

❶ 摄取足够热量及优质蛋白质： 需有足够热量及优质蛋白质以维护正常肝功能，每人每天每千克体重应摄取约1克蛋白质，植物性蛋白质是较佳选择。

若肝硬化已有一段时间者，要减少对蛋白质的摄取；若出现肝性脑病，则必须立刻限制蛋白质的摄取量，必要时可采用高糖饮食（可用果汁加糖或水果增加热量摄取）。

若是急性肝炎发作的患者，其蛋白质和热量的摄取量应比平常高1.5～2倍，以帮助肝脏组织修复。

❷ 禁止吸烟、喝酒： 对肝病患者来说，应戒除烟、酒，以免对肝细胞造成二度伤害。

❸ 采取低盐饮食： 肝病引起腹水或下肢水肿者，应限制盐分的摄取，以避免加重水肿（食盐每天小于2400毫克，相当于6克的高级精盐）。若有尿量减少的现象，则需严格控制水分摄入，配合低盐饮食，并每天测量体重。

❹ 避免太粗糙的食物： 肝病引起食道静脉曲张者，应避免吃粗糙、坚硬或过烫的食物，以免静脉曲张破裂出血。进食时要细嚼慢咽。

❺ 补充优质营养素： 新鲜蔬果、豆类、鱼类含大量的维生素A、B族维生素、维生素C、维生素E，有很好的抗氧化功能，能增强肝细胞的代谢能力。

❻ 少量多餐： 肝病患者会有食欲不佳的情况，可尽量采取少食多餐的饮食方式。

🫀 肝病推荐饮食

新鲜的食材最适合补益肝脏。

❶ 优质蛋白质： 可分为植物性蛋白质和动物性蛋白质。植物性蛋白质因含有较多的支链氨基酸，并具有改善肠内细菌的作用，对肝病患者有益。

❷ 蔬菜： 深绿色蔬菜富含B族维生素；黄红色蔬菜含丰富的维生素A；葱、姜、蒜中的抗氧化物质含量丰富，能够提高抗氧化酶的活性，激活肝脏解毒能力。

❸ 水果： 水果大多含丰富的维生素及矿物质，可帮助肝脏排毒。

❹ 坚果类： 芝麻丰富的芝麻素可保肝，同时能提高体内抗氧化酶的活性。

❺植物性脂肪： 炒菜时，宜选择植物油，可减少对动物性脂肪的摄取。

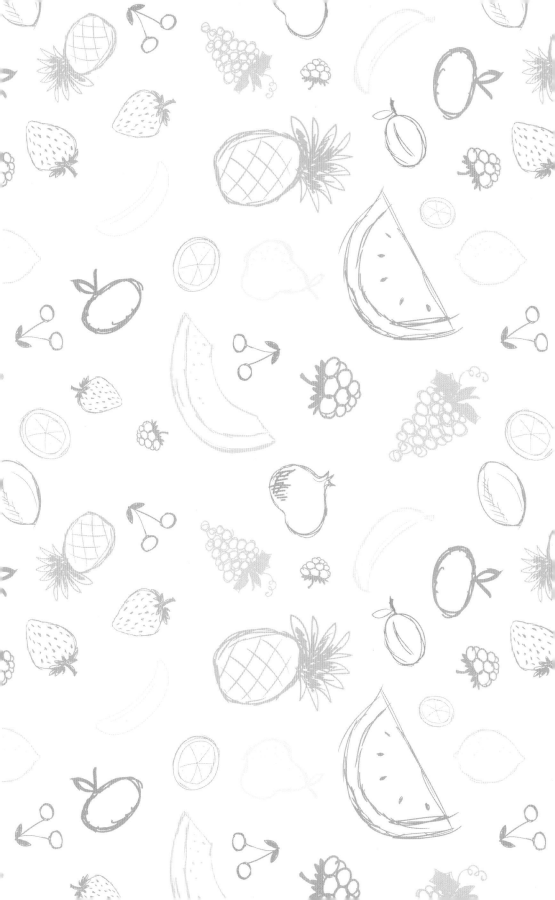

品质悦读 | 畅享生活